散文式仲景学术作品

经方与临床入门故事

经方临证入门实录

遇见中医 ②

陈权 著

杨宏志 袁青 主审

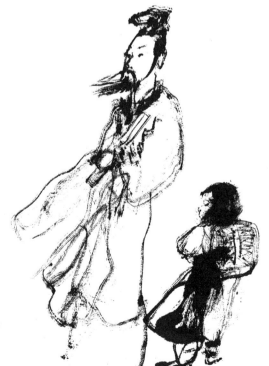

全国百佳图书出版单位

中国中医药出版社

·北京·

图书在版编目（CIP）数据

遇见中医 .2，经方临证入门实录 / 陈权著 . —北京：
中国中医药出版社，2023.12
ISBN 978-7-5132-8325-0

Ⅰ . ①遇⋯　Ⅱ . ①陈⋯　Ⅲ . ①经方—通俗读物
Ⅳ . ① R2-49

中国国家版本馆 CIP 数据核字（2023）第 144205 号

中国中医药出版社出版

北京经济技术开发区科创十三街 31 号院二区 8 号楼
邮政编码　100176
传真　010-64405721
三河市同力彩印有限公司印刷
各地新华书店经销

开本 710×1000　1/16　印张 13.5　字数 242 千字
2023 年 12 月第 1 版　2023 年 12 月第 1 次印刷
书号　ISBN 978-7-5132-8325-0

定价　49.00 元
网址　www.cptcm.com

服 务 热 线　**010-64405510**
购 书 热 线　**010-89535836**
维 权 打 假　**010-64405753**

微信服务号　**zgzyycbs**
微商城网址　**https://kdt.im/LIdUGr**
官 方 微 博　**http://e.weibo.com/cptcm**
天猫旗舰店网址　**https://zgzyycbs.tmall.com**

如有印装质量问题请与本社出版部联系（010-64405510）

/ 编辑手记

三年前，一个医学小白，"半路出家"学习仲景医学，凭借他对仲景医学的热爱与执着，老师的耐心指点，当然更重要的是选择了正确的学习方法，仅用了短短三年时间，就可以将仲景《伤寒论》条文用于临床给很多亲朋诊疾病，效果明显，很多甚至还是危重证候。他将自己学习经历和学习感悟以散文形式著成《遇见中医——一个医学小白的经方之路》分享给中医初学者。三年后，带着自己学习"仲景"的新收获《遇见中医2》与大家进行分享，这次他又有了哪些新的收获和感悟，对我们又会有什么新的启发。

中医界，不乏穷一生之力研究《伤寒杂病论》者，但真正能达到登堂入室的，却寥寥无几。诚如本书作者陈权老师所言，"古文精炼，句子简洁，不好理解，让人难懂也。"

更加重要的原因是，大部分人没有掌握合适的学习方法，也没有贤明的良师去引导、去指引方向，导致仲景之路"漫漫其修远兮"。

假如，您能如陈权老师那样，喝碗牛肉汤、身体背部出汗后，就马上能联想到"桂枝汤"服法为什么要求"服已须臾，啜热稀粥一升余，以助药力"，联想到为什么仲景还要求盖被子捂汗，联想到"温覆令一时许，遍身絷絷，微似有汗者益佳，不可令如水流漓，病必不除"。

如果，您能像陈权老师那样，从"奔豚"病的桂枝加桂汤证，就马上联想到"人体就像个压力容器，或是密封性很好的紫砂茶壶……"

如果，您能像陈权老师那样用"二八定律"理解《伤寒论》113方中，就能够理解为什么大约80%的常见疾病可以用大约

20% 的经方加减化裁治疗的。

如果您能像陈权老师那样，"把条文当作故事来阅读"，把"复杂的事情简单做，简单的事情重复做"。

……

如果，您能通过在本书的字里行间读懂陈权老师想和大家传递的信息，能够理解本书之精髓，相信您也能如清代名医柯韵伯所说"仲景之道，至平至易，仲景之门，人人可入"。

本书以散文式表达方式向读者介绍经方的临床入门路径和作者对经方的领悟。内容深入浅出，言简意赅。文字简单朴实，通俗易懂。就算是中医初学者也容易读懂。

作者通过《经方杂感》《临证实验》及《溯本求源》三部分，诠释了作者本人如何"简简单单学仲景"，以及作者如何把"精炼简洁，不好理解"的仲景古文"简简单单"去解读和剖析。

相信读者在轻松的文字中可以有所收获和感悟。

王秋华　刘聪敏
2023 年 2 月 28 日

人生能得几回秋，

夜半挑灯读仲景。

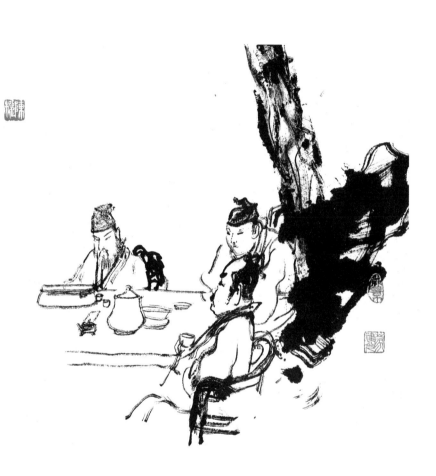

/ 李赛美序

"半路学医"的例子，历史上并不鲜见。先师张仲景就是其中一位。

张仲景宗族本有二百多人，从建安元年始，不到十年间，其宗族离世的有三分之二，其中死于伤寒病的占十分之七。张仲景目睹家族悲惨之景，立志学医，其勤求古训，博采众方，后终有所成，于是，他在做官之余，坐堂诊病起来。

张仲景仁心仁术，造福一方百姓。更为重要的是，仲景把毕生医学经验整理了出来，成书《伤寒杂病论》，裨益后世。

除张仲景外，还有为疗母之疾、弃儒从医的金元四大家朱丹溪；还有因中年丧妻之痛、成就女科的妇科圣手傅青主；还有为庸医所误、苦读妙悟岐黄的御医黄元御；还有为疗己疾、学医自救的一代名医岳美中先生等。他们都是半路学中医且均学有所成的代表人物。

同样是"半路出家学中医"的陈权先生，一步一个脚印，复杂的事情简单做，简单的事情重复做，积少成多，其踏踏实实学仲景的学习经历和认真态度，不禁令人点赞。

陈权先生是广东中医师承教育的传承代表。我为陈权先生所收获的仲景学术成果感到既惊喜又高兴。其所著《遇见中医2：经方临证入门实录》，学悟兼行，又得名师杨宏志教授、冯世纶教授、黄仕沛教授、傅延龄教授、袁青教授等老师指点，记录真切，文笔流畅，善于总结，浅显易懂，含哲理，寓医道，展卷获益良多，乐为之作序。

李赛美

2022 年 9 月 10 日

广州中医药大学

李赛美教授简介：

医学博士，二级教授，主任医师，博士生导师，享受国务院政府特殊津贴专家，第六批全国老中医药专家学术经验继承工作指导老师，广东省名中医，广东省教学名师，"广东特支计划"教学名师，广州中医药大学伤寒论教研室主任、中医经典临床研究所所长。教育部高等学校中医学类专业教学指导委员会《伤寒论》课程联盟理事长。荣获全国模范教师、全国教育系统巾帼建功标兵、全国三八红旗手、全国首届杰出女中医师称号，是海内外著名的伤寒学家、糖尿病专家。

/ 黄仕沛序

中医界需要一种更宽容的学术氛围，需要敢于张扬的学术个性。百家争鸣才能散发出更多沁人的学术芬芳和惊喜。所以我推荐大家都来阅读《遇见中医2：经方临证入门实录》。

古文"枯燥难懂"，学习古医籍的路上，如有良书辅佐，会让您茅塞顿开。

此书语言通俗、简单易读。尤其值得关注的是，陈权先生提出"把人体简单比作压力容器，或是比作带有透气孔的茶壶。以水、气、津液的流通、淤堵和压强的物理原理来解读人体三焦水道运行及证治"的诠释，或许，会对伤寒学习带来新的启发和思考。

另外，希望此书的出版可以影响更多中医学子加入"学习仲景"的队伍，加入"学习经典"的队伍，承先启后，盖踵其事而增华。

壬寅小雪，谨以此为序！

黄仕沛

2022 年 11 月 22 日

于广州市越秀区中医院

黄仕沛教授简介：

1945 年生，经方学家，全国基层名中医专家，广州市名中医，广州中医药学会仲景学说委员会主任委员，广州中医药大学兼职副教授，南京中医药大学国际经方学院客座教授，广州中医药学会常务理事，广州市越秀区中医医院原院长。自 20 世纪 90 年代起学术上"觉今是而昨非"，转而专攻仲景之学，临床上独尊经方，主张"方证对应"，临床治疗常见病、多发病、疑难病，每以经方取效，深受患者欢迎。

/ 傅延龄序

和陈权单独交流时间最长的一次是在凌晨三点多，他驾车送我从广州番禺到白云机场的路上。

两个多小时的车程，我们一直在聊中医，聊《伤寒杂病论》。陈权提出了许多问题。比如，大柴胡汤加不加大黄，为什么张仲景要求小柴胡汤去滓重煎，仲景用人尿和猪胆的意义，附子和半夏的剂量如何把握，自制乌梅丸时该不该放细辛，还有"六病欲解时"如何解读等。

陈权对"仲景学术"那份特殊的热爱让我印象深刻，他的某些观点和见解也让我惊喜交集。

我推荐大家都来阅读陈权的这本《遇见中医 2：经方临证入门实录》。在陈权的作品里，您不仅可以跟着他学习《伤寒杂病论》，您还可以透过他学中医的心路历程，了解到学中医其实跟性别、年龄及本身职业无关。

只要您想学，可以通过各种方式和途径，例如中医书院、中医师承教育、跟师，或自学，都可以像陈权一样，学有所成。愿更多的人读到这本书，也期盼更多人加入学习中医的队伍。

中医学好了，不仅可以保护家人，还能造福社会；不仅可以拥有健康，还能更自信、更优雅地生活。

壬寅秋分，以此为序。

傅延龄

2022 年 9 月 23 日

北京金方中医书院

傅延龄教授简介：

1959年生于湖北，中医世家，北京中医药大学教授，博士生导师，享受国务院政府特殊津贴专家，北京市优秀名中医，近代著名中医大家刘渡舟先生的学术继承人，兼任北京金方书院院长，世界中医药学会联合会方药量效专业委员会副主任委员，世界中医药学会联合会经方专业委员会副主任委员，中国残疾人康复协会副理事长。编写医学著作50多部，包括主编我国第一部《伤寒论》研究辞书《伤寒论研究大词典》，我国第一套全面反映张仲景医学研究成果的《张仲景医学全集》全10册，以及"方药用量研究三书（《经方本原剂量问题研究》《中药临床处方用量控制》和《中药临床用量流域研究》）"等。

/目 录

辑三　溯本求源

辑一　经方杂感

妇人得平脉，阴脉小弱，其人渴，不能食，无寒热，名妊娠，桂枝汤主之。

——《金匮要略·妇人妊娠病脉证并治》

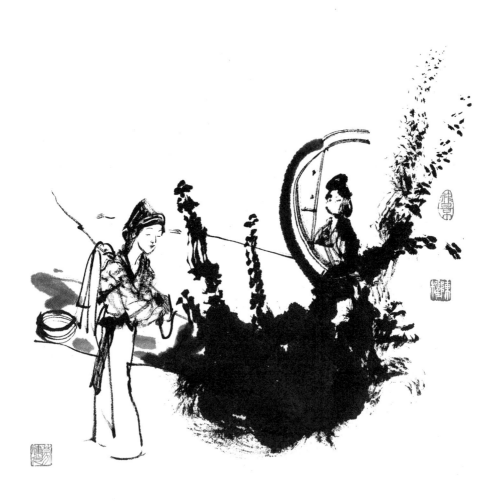

有些医生不敢用桂枝

9 月，已是初秋，

但广州，却依然如夏。

这一天，中国中医药出版社"中医读书汇"组织的《遇见中医》作者与读者线上共读活动如期举行，交流互动，有问有答，气氛甚是热烈。

一位读者提出：有些医生认为桂枝汤的桂枝属于温热药，不敢用，或者很少用，问我怎么看这个问题。

……

当下的院校教育，没有强制要求学生主攻经典，有些专业还把《伤寒论》和《金匮要略》作为选修课，而不是必修课。

据一个师妹说，他们同学中，一部分同学是应试学习，不是主动学习，是为了毕业而被迫学习。有些同学考试后就放下书本了，不继续学习和实践。而且学习经典古文，对一部分人来说，太难了……

我认为，不敢用桂枝，除与接受的教育有关外，也会受到药典规定剂量的约束，导致一些医生非常谨慎和保守，甚至弃用某些药。

有些医生不敢用桂枝，有些医生还视附子、麻黄、细辛、石膏等为虎狼之药，或者用量很少。

记得有一次我把一张处方和一位中医学博士分享，方中用了 30 克石膏，他看了后，惊呼石膏为大寒之物，怎么可以用这么大量。

还有一次我用了细辛，被一位年轻医生质疑"细辛不过钱"。

我也见到有医生基本不用生麻黄，用的是炙麻黄。

一次妇科学术会议上，我还亲眼看到、亲耳听到有位来自某中医药大学附属医院的中医妇科主任，在台上演讲时，向台下参会者大声疾呼：附子大温大热，他从来不用，也反感其他人用，也请大家不要用……

对于这位妇科主任"不用附子"的疾呼，我心有余悸。

"不用附子"的言论，深刻影响了一位从云南普洱来广东省中医院规培的妇科医生。她在地铁上和我讨论起了这个问题。她说，听到这位主任这么一说，她以后也不敢用附子了。

这件事让我体会到，作为老师，尤其是有机会在公众场合授课的老师，表达观点须特别谨慎。有些偏颇的观点将会误导学生，尤其是学术思想单纯的在校学生。老师所传授的每个思想都会先入为主地烙刻在他们的脑海里。这些先入为主的思想将会影响他们一辈子。

关于"不能用附子"，我在思考：如果这位主任遇见阳虚怕冷、表不固、流汗不止的桂枝加附子汤证，或者遇见阳虚欲脱、四肢厥逆、脉微欲绝的四逆汤证，他会用什么方药呢。会不会用巴戟天、淫羊藿、杜仲、鹿茸这一类的补肾壮阳药，还是有更好的方法？不得而知。

经方治病，专病专药。如果弃用这些药，我不确定是否可以把病治好。尤其是桂枝汤，是张仲景用得最多的一个方，很多仲景方也是桂枝汤衍变而来的，不用桂枝，那用什么！？

关于不敢用桂枝，胡希恕先生在他的授课中有提到。

胡老说："桂枝汤非常平稳，不会发大汗，桂枝、芍药配生姜、大枣、甘草，这是发汗但又讲究养胃增津液的一种办法，不伤人，所以这个药非常安全平稳。

因此，仲景告诉我们，吃了桂枝汤不发汗要再继续吃，吃后不发汗还继续吃，哪怕是发汗了病没完全好也可以再继续吃。

但仲景不是每一个方剂都这么交代，因为很多医生有个桂枝汤不敢用的陋习，所以仲景反复交代要吃桂枝汤。

陈修园在《神农本草经读》中提到"时医以桂枝发表，禁不敢用"。陈修园是福建人，福建属于南方，那时候南方医家普遍怕用桂枝，但陈修园用桂枝用得很好，周围的人也因此受到影响开始用桂枝了，有些会用到四钱、五钱。"

事实上，桂枝汤很安全，安全到仲景用作孕妇补益身体之剂。

《金匮要略·妇人妊娠病脉证并治》曰："妇人得平脉，阴脉小弱，其人渴，不能食，无寒热，名妊娠，桂枝汤主之。于法六十日当有此证，设有医治逆者，却一月，加吐下者，则绝之。"

意思是说：假如妇人脉如平常，切脉是平缓，即无病脉，只是尺脉明显比其他脉偏弱小，即阴脉（尺脉）的搏动明显不同于阳脉，对于停经的女性，出现这种脉象可以考虑是否怀孕了。

怀孕初期的妇人，可以喝桂枝汤，调和营卫，滋补身体。

怀孕初期比较明显的症状是口渴、胃口不好，即仲景说的"其人渴，不能食"。这是因为女人怀孕之后，气血养胎，所以会出现口渴、纳差，气血养胎还会出现肝血不足，会导致血虚，肝火旺发脾气，木乘土而呕吐等症状。

"无寒热"，既没有里证的恶寒发热，也没有表证的恶寒发热，更没有半表半里的寒热往来。

因此，平脉，阴脉小弱，其人渴，不能食，无寒热，月经也不见来时，那可能就是怀孕了，这个时候可以用桂枝汤调养。

桂枝汤中白芍养肝、大枣养血、炙甘草缓肝急、桂枝平肝降冲逆之气，还可减少呕吐现象。

因此，桂枝汤既能调肝脾，又能调营卫，调节阴阳平衡。

但有些妊娠症状却提早一个月来，如果医生不考虑是否怀有身孕，看到患者口渴、咽干等症状，以为是热证、实证，不用桂枝汤，却用了寒凉或吐下等错误方法治疗，会导致孕妇上吐下泻，医生应马上停止这样错误的治疗，另养之和之，即"于法六十日当有此证，设有医治逆者，却一月，加吐下者，则绝之"。

因此，给妇人诊病，一定要严格按十问歌"妇女尤必问经期"的要求来问诊，避免误判误治。

……

桂枝汤方：桂枝三两（去皮），芍药三两，甘草二两（炙），生姜三两（切），大枣十二枚（擘）。

上五味，㕮咀三味，以水七升，微火煮取三升，去滓，适寒温，服一升。

服已须臾，啜热稀粥一升余，以助药力，温覆令一时许，遍身漐漐微似有汗者益佳；不可令如水流离，病必不除。

若一服汗出病瘥，停后服，不必尽剂；若不汗，更服依前法；又不汗，后服小促其间，半日许，令三服尽。若病重者，一日一夜服，周时观之，服一剂尽，病证犹在者，更作服；若汗不出，乃服至二三剂。

禁生冷、粘滑、肉面、五辛、酒酪、臭恶等物。

我认为，解读桂枝汤，还可从桂枝汤里的桂枝甘草汤和芍药甘草汤解读入手。桂枝汤由桂枝甘草汤、芍药甘草汤和姜、枣组成，桂枝、甘草辛甘化阳，芍药、甘草酸甘化阴。

需要重点补阳的，可加大桂枝用量或去芍药；需要重点补阴的，可加大芍药用量或去桂枝；平时保健的，用桂枝、芍药同样比例即可。

《伤寒论》第64条："发汗过多，其人叉手自冒心，心下悸，欲得按者，桂枝甘草汤主之。

桂枝甘草汤方：桂枝四两（去皮），甘草二两（炙）。

上二味，以水三升，煮取一升，去滓，顿服。"

意思是说，误治导致发汗过多了，亡津液了，汗血本同源，心本主血，发汗过多就亡血、亡心阳，心阳虚了，虚到气上冲逆撞心，用手按住胸口才舒服，这时候需要顿服桂枝甘草汤以急复心阳。

桂枝甘草汤，桂枝用量倍于炙甘草。

桂枝味辛性温，入心通阳，降冲逆。炙甘草甘温，益气补中。

二者配伍，辛甘化阳，补益心阳。

又取"顿服"，即一次全部服完，意在急复心阳。

《伤寒论》第29条："伤寒脉浮，自汗出，小便数，心烦，微恶寒，脚挛急，反与桂枝，欲攻其表，此误也。得之便厥，咽中干，烦躁吐逆者，作甘草干姜汤与之，以复其阳。若厥愈足温者，更作芍药甘草汤与之，其脚即伸。

芍药甘草汤方：白芍药，甘草（炙）各四两。

上二味，以水三升，煮取一升五合，去滓，分温再服。"

意思是说，因为医生看到本来不是桂枝汤证但却有桂枝汤证的"脉浮、出汗"症状，于是以为是桂枝汤证，用了桂枝汤，却忽略了患者还有"小便数、烦躁、恶寒、脚抽筋"等津液亏虚症状，以为是太阳中风，还可以加附子热药（《伤寒论》第 30 条），帮助桂枝发汗，本来"汗多、小便数"的，你再继续发汗就会导致亡津液、亡阳，津液亏虚就会导致"厥逆、咽中干、烦躁吐逆"等阴证症状，这时候要先用甘草干姜汤把身体的阳气补回来，阳气回来了，气血可以流到四肢末节了，手足就温暖了，即"厥愈足温者"，再以芍药甘草汤把身体津液气血补回来。

芍药甘草汤中芍药酸寒，养血敛阴，柔肝止痛；甘草甘温，健脾益气，缓急止痛。二药相伍，酸甘化阴，亦有调和肝脾、柔筋止痛之效。

倪海厦先生还以桂枝汤中的桂枝比作血管里的动脉，芍药比作静脉。

动脉为阳，静脉为阴。

调和血液阴阳平衡，全在桂枝和芍药的加减化裁。

倪海厦先生甚至建议，平时可以常喝"桂枝汤"，能够预防感冒，增强自身免疫力。

若一服汗出病瘥，停后服，不必尽剂；若不汗，更服，依前法；又不汗，后服小促其间，半日许，令三服尽；若病重者，一日一夜服，周时观之。服一剂尽，病证犹在者，更作服；若汗不出者，乃服至二三剂。（12）

——《伤寒论·辨太阳病脉证并治上》

喝牛肉汤，背部
出了很多汗

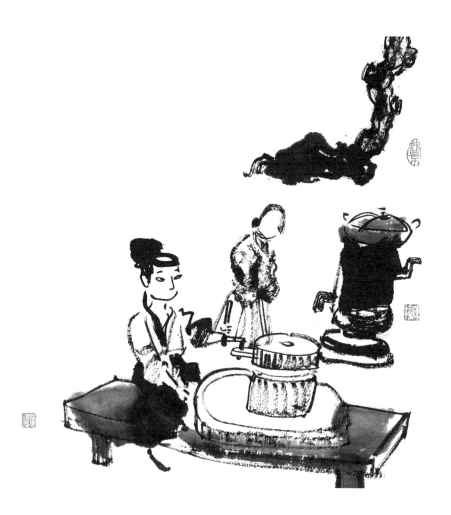

我有个习惯，
节假日或周末早上，都会在家附近的公园晨跑。

一边跑步，一边戴着耳机，重复听《伤寒杂病论》各家视频或音频授课，
这样既可锻炼到身体，又可巩固到知识，一举两得。

运动结束回家的路上，都会路过一家品牌连锁汕头牛肉火锅店。

这天有点饿了，就进去点了一碗潮汕人称之为牛肉粿条的牛肉汤粉。

这家打着"一头牛只卖三小时"的宣传口号、装修也上档次的新鲜牛肉火锅
店，在疫情之前需要排队才有位置，不可能接一碗汤粉的生意，但疫情后，生意
一落千丈，便打出招牌，一碗牛肉汤粉也卖。

汕头牛肉汤粉确实好吃。粉条滑溜，牛肉没有任何膻味，牛肉汤更是鲜美。

我先是把肉和粉条吃掉，剩下的热汤也三两下一口气喝完。然后，满足地
离开。

离开时，我发现身上背部出了很多汗，
平时吃带有花椒等辛辣调料的四川火锅也只是微微出点汗。

但今天吃的是不含任何辛辣配料的牛肉汤粉，却出汗了，而且比吃麻辣火锅
出汗还多。

这天刚好吹到风，有轻微的太阳中风证，表虚了，但那碗热汤让我觉得很
舒服。

喝热牛肉汤出汗，让我联想到仲景桂枝汤"服已须臾，啜热稀粥一升余，以
助药力"。

我当时想，如果"啜热稀粥"换成"啜热汤"。没有热粥用热汤，一样可以

助药力出汗的。

但热汤的养胃力度肯定没有热粥好，粥为谷物，相对而言肯定是热粥最合适了。

我还在想，如果我那时的身体是风寒感冒的状态，可能都不需要服桂枝汤，来一碗热牛肉汤发发汗，感冒也许就好了。

中医来源于生活。

自从学了中医后，女儿只要受凉感冒，我都是利用发汗原理，让她用热水泡脚发发汗，再配合喝点桂枝汤，或小柴胡汤，或感冒冲剂，感冒很快就好了。

我继续寻思，仲景"桂枝汤"服法为什么要求"服已须臾，啜热稀粥一升余，以助药力"？

其实，以助药力，就是帮助桂枝汤发汗，热粥入胃，容易出汗。

程杏轩所著《医述》曰："饮食饱甚，汗出于胃""人所以汗出者，皆生于谷，谷生于精。今邪气交争于骨肉而得汗者，是邪却而精胜也。"

桂枝汤本属于强中焦脾胃而汗的汗剂。

但桂枝汤发汗还是缺乏力度，需要热稀粥一升余助汗。

热粥为谷，水谷之气加于胃中助药力，加强汗出力度，然汗出而解。

不仅如此，仲景还要求盖被子捂汗。曰："温覆令一时许，遍身漐［zhí］漐，微似有汗者益佳，不可令如水流漓，病必不除。"

我认为，如果喝热粥后出汗了，就不需要再盖被子捂汗了，反而需要注意预防"汗出当风"，所以也需要盖被子保暖和休息。

仲景说，如果喝热粥后还不出汗，那就需要盖被子捂一个时辰，令全身微微出汗，但注意不能出大汗，微微出汗的状态更佳。

如果身上的汗像水一样不断地流出来，止都止不住，这时候就变成坏病了，是发汗过度导致表虚而不固，就需要桂枝加附子汤复阳固表了。

仲景在桂枝汤服法中还交代，如果喝完桂枝汤发汗了，或者喝完桂枝汤加热粥和捂被子出汗了，就不要再继续服用了。

出汗后继续服用就会让津液流失过多。

但如果喝桂枝汤后，热粥也喝了，被子也捂了，还是不出汗，那就继续重复前面的方法，继续喝桂枝汤、喝热粥和捂被子。

如果还不出汗，休息下后还继续喝桂枝汤，并加大剂量，半日内可以把三碗药分三次喝完，晚上也服，注意观察是否出汗。

如果一剂喝完了，病还在，应继续喝，如果不出汗，继续喝到二三剂，如果还一直不出汗，那就随证治之，再想"五苓散"等其他方法……

即："若一服汗出病瘥，停后服，不必尽剂；若不汗，更服，依前法；又不汗，后服小促其间，半日许，令三服尽；若病重者，一日一夜服，周时观之。服一剂尽，病证犹在者，更作服；若汗不出者，乃服至二三剂。"

发汗剂桂枝汤有"啜热稀粥一升余，以助药力"之法，

然而，并不是所有的发汗剂都需要喝热粥。

特别是葛根汤、麻黄汤、大青龙汤这类发汗峻猛的药，就不能喝热粥了，若发汗过度而导致汗漏不止，就会变成"其人叉手自冒心，心下悸，欲得按者"的桂枝甘草汤证，或变成"遂漏不止，其人恶风，小便难，四肢微急，难以屈伸"的桂枝加附子汤证等变证。

于是，仲景分别在桂枝加葛根汤、葛根汤、麻黄汤等服法里都特意交代了"不须啜粥"之嘱咐，以免发汗过度。

《伤寒论》第14条："太阳病，项背强几几，反汗出恶风者，桂枝加葛根汤主之。

桂枝加葛根汤方：葛根四两，桂枝（去皮）二两，芍药二两，生姜（切）三两，大枣（擘）十二枚，甘草（炙）二两。

上六味，以水一斗，煮取三升，去滓，温服一升。不须啜粥，余如桂枝法将息及禁忌。"

《伤寒论》第31条："太阳病，项背强几几，无汗，恶风，葛根汤主之。

葛根汤方：葛根四两，麻黄三两（去节），桂枝二两（去皮），芍药二两（切），甘草二两（炙），生姜三两（切），大枣十二枚（擘）。

上七味㕮咀，以水一斗，先煮麻黄葛根，减二升，去沫，内诸药，煮取三升，去滓，温服一升，覆取微似汗，不须啜粥，余如桂枝法将息及禁忌。"

《伤寒论》第35条曰："太阳病，头痛发热，身疼，腰痛，骨节疼痛，恶风，无汗而喘者，麻黄汤主之。

麻黄汤方：麻黄三两（去节，味甘温），桂枝二两（去皮，味辛热），甘草一两（炙，味甘平），杏仁七十个（汤去皮尖，味辛温）。

上四味，以水九升，先煮麻黄，减二升，去上沫，内诸药，煮取二升半，去滓，温服八合，覆取微似汗，不须啜粥，余如桂枝法将息。"

因此，发汗力度强的药不仅"不须啜粥"，即不需要喝粥助药力，仲景还在发汗力量最强的大青龙汤里交代了：若脉微弱，汗出恶风者"不可服之"的禁忌和一服汗出后"停后服"的医嘱。

《伤寒论》第38条曰："太阳中风，脉浮紧、发热、恶寒、身疼痛、不汗出而烦躁者，大青龙汤主之；若脉微弱，汗出恶风者，不可服之。服之则厥逆、筋惕肉瞤，此为逆也。

大青龙汤方：麻黄六两（去节），桂枝二两（去皮），甘草二两（炙），杏仁四十枚（去皮尖），生姜三两（切），大枣十枚（擘），石膏如鸡子大（碎）。

上七味，以水九升，先煮麻黄，减二升，去上沫，内诸药，煮取三升，去滓，温服一升，取微似汗。汗出多者，温粉粉之。一服汗者，停后服；若复服，汗多亡阳，遂（一作逆）虚，恶风、烦躁、不得眠也。"

就是说，如果本来身体虚弱的人，是不可以用发汗的方法治疗。

身体虚弱的人过度发汗会导致津液亏虚，亡阳、阴竭失濡，筋惕肉瞤，亡阳失温而手脚冷，这是因为误治导致的。

如果喝下一碗大青龙汤微微出汗了，就不要再继续喝了。

如果喝大青龙汤后出汗过多，就用米粉，现在可以用爽身粉之类的，扑在身上止汗。

如果喝完一碗大青龙汤出汗了还继续喝，那就会因为出汗过多津液亏虚导致亡阳，严重者会有生命危险。

太阳病，脉浮紧，发热，身无汗，自衄者愈。
（47）

——《伤寒论·辨太阳病脉证并治中》

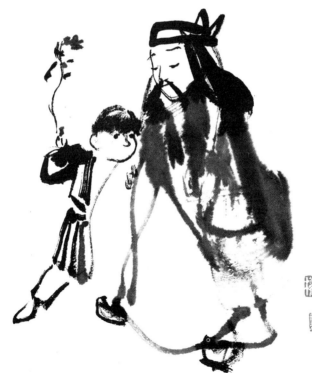

上海的同事，睡前烦躁，还流了很多鼻血。他担心身体异常，一夜都没有睡好。一大早，在朋友圈发信息求教。

我了解情况后，告知他这可能是外感风寒，内有郁热。加上年轻人阳气旺盛，阳气外越。年轻人流鼻血，证明阳气盛，身体机能好。

如果是老人家，阳气虚衰，就不一定有鼻血可流了。现在鼻血已流，阳邪已外出，病邪也许已解。我安慰他不用担心，先观察看看。

鼻出血，中医称之为"衄"［nù］。

《说文解字》曰："衄，鼻出血也。"

《素问》曰："鼻衄。"

关于"衄"，仲景有具体的诠释。

《伤寒论》第46条曰："太阳病，脉浮紧，无汗，发热，身疼痛，八九日不解，表证仍在，此当发其汗。服药已微除，其人发烦目瞑，剧者必衄，衄乃解。所以然者，阳气重故也。麻黄汤主之。"

意思是说太阳表证，八九天了病还没有解除，表证还在，只要脉还浮紧，且无汗出、发热、身疼痛，还应该以麻黄汤发汗。

但如果服麻黄汤后，患者感觉病情减轻了，但还有发烦症状和目瞑反应。

发烦是发烦热，因为病在阳，津液阳气充足，所以烦热。

目瞑是头晕，目瞑也代表着身体里有湿，真武汤证和茯苓桂枝白术甘草汤证的头晕也是身体内有湿，太阳病服麻黄汤后，把湿调动起来，所以也有目瞑感。

除此之外，服药后身体正邪交争也会有发烦和目瞑感，麻黄汤证在正邪交争后会汗出而解。

《尚书·说命上》曰："若药弗瞑眩，厥疾弗瘳。"

就是说如果用药后没有头晕目眩的强烈反应，疾病就不能痊愈，很多时候是药效激动里饮而致眩晕。

除发烦和目瞑，有些严重的可能还会流鼻血，血汗同源，流鼻血和出汗有异曲同工之妙，鼻血流后病就可能解除了。

这个条文所说的流鼻血是因为太阳表证，气血充盈。

鼻子的毛细血管是比较脆弱的，所以充血到一定程度，血管就容易破裂导致出血，这是血液和脉外的津液过多的原因。

仲景说的津液也是人体的阳气，所以流鼻血是津液充足、阳郁、阳气重的缘故。

据郝万山教授说，以前在一些贫穷的农村地方，盛行一种流鼻血治感冒的方法。当地有小孩感冒生病了，没钱买药吃，医生就用筷子在病人鼻腔内轻轻捣一捣，鼻腔破损后鼻血流出。给邪以出路，病就解除了。

因此，《伤寒论》第48条曰："太阳病，脉浮紧，发热，身无汗，自衄者愈。"

除太阳病会致"衄"外，阳明血热证也会致"衄"。

《伤寒论》第214条曰："阳明病，口燥，但欲漱水不欲咽者，此必衄。"

意思是说，阳明病，如果是胃热，就一定口渴想喝水。

但现在只是燥而不欲饮，即口干想喝水但不欲咽，说明热不在胃，在血分，血分有热，迫血妄行，故此必衄。关于渴不欲饮、血分有热、迫血妄行，有些是血瘀引起。

《金匮要略·惊悸吐衄下血胸满瘀血病脉证并治》曰："病人胸满，唇痿舌青，口燥，但欲漱水，不欲咽，无寒热，脉微大来迟，腹不满，其人言我满，为有瘀血。病者如热状，烦满，口干燥而渴，其脉反无热，此为阴伏，是瘀血也，当下之。"

除此之外，少阴病也有口鼻出血的条文，《伤寒论》第308条曰："少阴病，但厥无汗，而强发之，必动其血。未知从何道出，或从口鼻，或从目出者，是名下厥上竭，为难治。"

这是少阴病血不充于四肢节末而手足厥冷，四肢厥冷且无汗，医者强发其汗，激动营血，血升越于上，或从口鼻出，或从目出。阳亡于下，厥从下起，故称下厥，血从上出，阴竭于上，故称上竭，因名之为下厥上竭，为难治也。

以上说的是因为太阳表证、血热证、少阴厥证等致衄情况。

临床中，有些人会因为本身鼻子内腔血管特别脆弱导致经常血管性出血，或因其他疾病的并发症导致出血。

仲景把经常流鼻血的患者称之为"衄家"。

"家"是指经常出现该种疾病或症状的人。如仲景所说的"风家""喘家""淋家""疮家""亡血家""汗家""冒家""呕家"，"诸亡血虚家""胃家""虚家""湿家""失精家""中寒家""饮家""黄家"等。

对于"衄家"，仲景特别指出"衄家不可发汗"。

经常流鼻血的人，如果继续发汗，津液、阳气会更加亏虚。

会出现亡阴、亡阳，引发其他问题。

因此，《伤寒论》第86条和《金匮要略·惊悸吐衄下血胸满瘀血病脉证并治》均曰："衄家，不可发汗，汗出必额上陷、脉急紧、直视不能眴、不得眠。"

经常流鼻血，和经常自汗、盗汗一样，

身体津液本就亏虚，你再"夺其汗"，身体内的血就会更少了。

血少了，在两眉之间的额头位置会因为气血津液枯竭而塌陷、消瘦，

因为血少了，脉也就失去饱满和柔韧，而变得急、紧。

因为失血失津液，眼睛组织就会枯燥，看东西就只能直视而眼球不能动，

也因为失血过多，血虚、血少到不足养心，就会睡不着，即"不得眠"，

严重的可能还会影响到情志异常，躁烦不寐。

除"衄家"不可发汗。

仲景还交代"咽喉干燥者""淋家""疮家""亡血家""汗家""寒家"不可发汗。

第83条曰："咽喉干燥者，不可发汗。"

第 84 条曰："淋家，不可发汗；发汗必便血。"

第 85 条曰："疮家，虽身疼痛，不可发汗；汗出则痉。"

第 87 条曰："亡血家，不可发汗；发汗则寒栗而振。"

第 88 条曰："汗家，重发汗，必恍惚心乱，小便已阴疼，与禹余粮丸（方本阙）。"

第 89 条曰："病人有寒，复发汗，胃中冷，必吐蛔（一作逆）。"

这些是麻黄汤证发汗的禁忌。

如果"咽喉干燥"，说明津液亏虚了，就不能再发汗继续流失津液了。

如果是"淋家"，中医的"淋"，不是独指现在的传染性淋病，而是指包括结石、炎症、湿浊等表现出来的小便淋沥，小便难、小便急、小便灼痛及小便浊等症状，淋证的人本来阴血就虚，你再竭其津液，阴血就虚上加虚，到最后就会小便出血。

"疮家"已属于丧失精血的人了，"虽身疼痛"的疼痛是表证的证候，丧失精血的人虽然有身疼痛也不能发汗，汗出则痉。阴血虚，再夺其汗，这个肌肉组织更枯燥了，津液枯竭了就要抽筋，即为"痉"，严重的还会背弓反张，这是肌肉不和，是津液枯竭导致的。

"亡血家"，就是血特别虚少的人，如果你再"发虚人"之汗，虚就更厉害了，人就会出现寒战，虚极了会导致陷阴证、阴寒证。

"汗家"，就是久久体虚出汗的人，夺汗者亡血，血不足以养心，恍惚心乱，因为津液枯竭也导致小便已阴疼痛。

"病人有寒"，尤其内寒、里寒，下利清谷里虚之人，本来就有寒，那就更不能攻表，发汗是解热的一种方法，如果有寒而汗之，会导致"胃中冷"、纳差、便溏等情况。

以上发汗禁忌临床须得重视，

避免强夺血汗，亡血、亡阳，或破血妄行致衄。

少阴病，咽中伤生疮，不能语言，声不出者，苦酒汤主之。（312）

——《伤寒论·辨少阴病脉证并治》

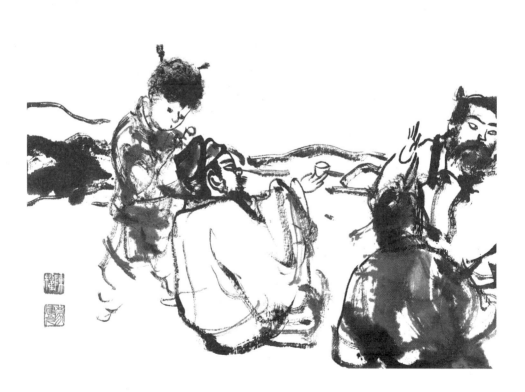

患者紧急来电，说药店认为半夏用量过大，让再次确认。我回复说，已是炙过的半夏，无毒，用量也在安全剂量范围之内，请放心使用。

半夏，生于夏至前后。此时，一阴生，天地间不再是纯阳之气，夏天也已过半，故名半夏。成书于秦汉的《神农本草经》（亦简称《本经》），曰："半夏，味辛平。主伤寒，寒热，心下坚，下气，喉咽肿痛，头眩胸张，咳逆肠鸣，止汗。一名地文，一名水玉。生川谷。"

《神农本草经》没有记载半夏"有毒"，只提到"半夏，味辛平"。

但成书比《本经》晚的汉末《名医别录》却云："半夏，生微寒，熟温。有毒。"

2015 年版《中国药典》亦云："半夏，辛，温；有毒。归脾、胃、肺经。"

《名医别录》和《中国药典》的半夏"性温、有毒"与《本经》言"半夏性平"不一致。

"半夏有毒"之说，一直是个受争议的话题。

"半夏有毒"也导致很多医家顾虑不敢用，或用量很小，且大多以法半夏入药。

有医家认为，半夏所谓的毒，是有生芋头般具有"戟人咽"的刺激性。

健康人单独用生半夏可能会因刺激咽喉而导致失声。

有用芋头做菜经历的朋友都知道，生芋头的黏液中含有一种复杂的化合物，因此，在剥洗芋头时，手部皮肤会发痒，但遇热能被分解，所以在剥洗芋头时最好戴上手套。

后来，我发现怀山药也是如此。

我曾向某药房定制过薯蓣丸，给我父亲吃，

我父亲反馈服用薯蓣丸后感觉食道和胃部辣辣的，辣热感持续十几分钟。

我开始不明白怎么回事，为什么服用薯蓣丸后食道会辣辣的。

直到有一次我用山药煮粥，给山药剥皮，再切片，手部粘上了很多怀山药的黏液后，奇痒无比，非常难受，

后来用很烫的热水冲洗后，才不痒了，

导致奇痒是因为山药黏液中含有一种类似于芋头黏液里复杂的化合物。

从此以后，我再也没有让药房定制过薯蓣丸，

我想，以后要做薯蓣丸，也要把山药蒸熟晒干再用。

民间有人把半夏叫作"婆婆药"。

据说在古时候，如果婆婆唠叨，媳妇就偷偷放点半夏在饭菜里让婆婆吃，婆婆吃半夏后就说不出话来，于是叫"婆婆药"。

据有些医家考究，《伤寒杂病论》的半夏，是没有经过炮制的生半夏，

但现在的药店几乎不卖生半夏，

原因是药店担心生半夏有毒，担心发生中毒纠纷，不采购亦不售卖。

为了安全考虑，大部分医家会选择用清半夏或法半夏，

清半夏是用白矾溶液炮制过的半夏，

法半夏是用生石灰、甘草汁炮制后的半夏。

临床中我以姜汁炮制的姜半夏为用，

不用法半夏和清半夏是因为我顾虑"法半夏"和"清半夏"相对于"姜半夏"炮制过度，担心药效被减弱。

仲景有半夏的方里一般都会有姜，

因为姜可解半夏所谓的毒。

但有些方为了借半夏破喉除痹之力，或止"胃反呕吐"之速效，也不加姜，如半夏苦酒汤、半夏散及汤方、大半夏汤等。

《伤寒论》第 312 条曰："少阴病，咽中伤生疮，不能语言，声不出者，苦酒汤主之。

苦酒汤方：半夏（洗）十四枚，鸡子一枚（去黄，内上苦酒着鸡子壳中）。

上二味，内半夏，著苦酒中，以鸡子壳，置刀环中，安火上，令三沸，去滓，少少含咽之，不差，更作三剂。"

第 313 条曰："少阴病咽中痛，半夏散及汤主之。

半夏散及汤方：半夏（洗），桂枝（去皮），甘草（炙）以上各等分。

上三味，各别捣筛已，合治之，白饮和，服方寸匕，日三服。若不能散服者，以水一升，煎七沸，内散两方寸匕，更煎三沸，下火令小冷，少少咽之。"

《金匮要略·呕吐哕下利病脉证治》曰："胃反呕吐者，大半夏汤主之。（《千金》云：治胃反不受食，食入即吐。《外台》云：治呕心下痞硬者）。

大半夏汤方：半夏二升（洗），人参三两，白蜜一升。

上三味，以水一斗二升，和蜜扬之二百四十遍，煮药取升半，温服一升，余分再服。"

不加姜的半夏"开喉"力度大。

一次，临近春节，

有个歌唱家，在露天舞台唱歌时吸入一只昆虫，导致引发咽喉发炎失声，

但他又接到一场表演任务，却不想失去这个演出机会，求助于我同门师兄。

师兄投以半夏苦酒汤，嘱咐用五百毫升黑醋、姜半夏捣碎二十克，文火煮十分钟，去渣冷却后加生鸡蛋清，搅拌均匀后慢慢咽下。

二十分钟后患者可以讲话了，

第二天还顺利完成表演任务。

半夏是仲景的常用药。

仲景用半夏大都以升为单位。

除"半夏厚朴汤"是"一升"、小半夏汤是"一升"、大半夏汤方是"二升"外，其他均为半升。

《伤寒论》半夏一升为多少两，

历代医家考究结果各有不同，争议也非常大。

争议焦点主要在半夏是鲜品还是干品、一枚实测多少克、一升有多少枚、一升为几两等。

参考南梁陶弘景《本草经集注·序录上》载："凡方云半夏一升者，洗净，称五两为正。"

再参考《伤寒论》小柴胡汤和柴胡加芒硝汤半夏比例用量，我个人认为半夏

半升大约用量为汉代的三两。

临床中，小柴胡汤的半夏按三两剂量也达疗效。

小柴胡汤方：柴胡半斤，黄芩三两，人参三两，炙甘草三两，半夏半升（洗），生姜三两（切），大枣十二枚（擘）。

从连贯思维逻辑及个人临床经验来分析，我认为小柴胡汤柴胡后面的半夏和黄芩、人参、炙甘草、生姜等，都是非君药，都是等量，均为三两。

柴胡加芒硝汤方：柴胡二两十六铢，黄芩一两，人参一两，炙甘草一两，生姜一两，半夏二十铢（本云五枚，洗），大枣四枚（擘），芒硝二两。

《外台秘要》卷第一 "论伤寒日数病源并方二十一首" 引了《伤寒论》柴胡加芒硝汤方，方里不是 "半夏二十铢（本云五枚，洗）"，而是直接 "半夏（五枚）"，没有二十铢之说，即："柴胡（二两十六铢）、黄芩、人参、甘草（炙）、生姜（各一两）、半夏（五枚）、大枣（四枚擘）、芒硝（二合）。"

因此，《外台秘要》柴胡加芒硝汤里的 "半夏（五枚）" 应是仲景的原文。

另外，柴胡芒硝汤里的 "黄芩、人参、炙甘草、生姜" 均为一两，同样是非君药的半夏，也应该和黄芩、人参、炙甘草一样，均为一两。

如果按照柴胡加芒硝汤里的二十铢半夏为一两、为五枚的推算，

前面分析半夏半升为三两，半夏一两为五枚，那半夏半升（三两）应为十五枚，一升应为六两即三十枚。

按这样继续算，因为半夏二十铢等于一两，也等于五枚，那半夏二十铢就等于半升的三分之一。

故半夏半升应为六十铢，一升应为一百二十铢，按照汉制一两等于二十四铢，一百二十铢即等于五两。

这样推算和陶弘景《本草经集注》所载的 "凡方云半夏一升者，洗净，称五两为正" 一致。

如今，半夏有大小等级之分，

现行药材国家标准，半夏按一等、二等、三等分类。

一等干货，每 1000 克 800 粒以内（即不低于 1.25 克 / 枚），

二等干货，每 1000 克 1200 粒以内（即不低于 0.83 克 / 枚），

三等干货，每 1000 克 3000 粒以内（即不低于 0.33 克／枚）。

于是，我们也看到仲景应用半夏，也根据大小不同而应用，

如射干麻黄汤中"半夏大者洗八枚、一法半升"之半夏为大枚，所以半升为八枚，而非前面汤方所推算的半升为十五枚。

《金匮要略·肺痿肺痈咳嗽上气病脉证并治》曰："咳而上气，喉中水鸡声，射干麻黄汤主之。

射干麻黄汤方：射干十三枚（一法三两），麻黄四两，生姜四两，细辛三两，紫菀三两，款冬花三两，五味子半升，大枣七枚，半夏大者八枚（洗）（一法半升）。

上九味，以水一斗二升，先煮麻黄两沸，去上沫，内诸药，煮取三升，分温三服。"

半夏，祛湿化痰、降逆止呕、消痞散结，利水力量大。

有段时间，我曾参考《黄帝内经》治疗不寐"覆杯则卧"的半夏秫米汤，早上喝小米煮姜半夏粥，以解决"胃不和则卧不安"，养胃助眠。

《灵枢·邪客》曰："以流水千里以外者八升，扬之万遍，取其清五升煮之，炊苇薪，火沸，置秫米一升，治半夏五合，徐炊，令竭为一升半去其滓，饮汁一小杯，日三，稍益，以知为度。故其病新发者，覆杯则卧，汗出则已矣。久者，三饮而已也。"

意思是说，以流动的河水，置大盆内，以勺扬之万遍，
即制作仲景所说的"甘澜水"。
沉淀为清水后取五升，煮开，放秫米一升，
秫米即现在的小米。
治半夏五合，慢火煮为一升，把渣去掉，
饮一小杯，每天三次，可以稍稍增加，以知为度，
如果是新发作的病，服用后睡眠很快就改善，
如果是病的时间长了，就服用多几次。

我发现，喝小米煮姜半夏粥，半小时后一定会尿急，

也让我深深体会到半夏祛湿利尿力度的强大。

由此，师父杨宏志教授也曾叮嘱过我们，
孕妇用半夏要注意控制用量，
避免泻下力度过大，而致滑胎流产。

太阳病不解，热结膀胱，其人如狂，血自下，下者愈。其外不解者，尚未可攻，当先解其外；外解已，但少腹急结者，乃可攻之，宜桃核承气汤。（106）

——《伤寒论·辨太阳病脉证并治中》

大黄的『后下』

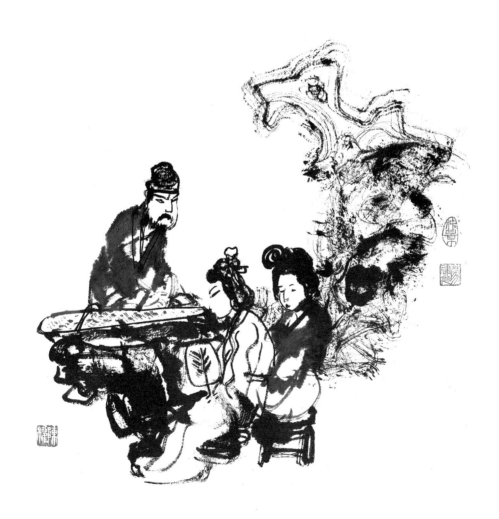

她拿着处方，

认真地研究了下。

问道，大黄需要"后下"吗？

我说，无须"后下"，大黄和其他药同煎。

她疑惑地看了看我，说：大黄不是都需要"后下"吗？

这位患者多少知道一些中药知识。但不知道她是从哪里得知大黄都需要"后下"。

也不清楚有多少人和她一样，认为大黄就一定要"后下"。

她脉涩，舌红苔黄，舌下络脉瘀血，月经不准时，月经来时少腹痛，有血块，经血颜色深，烦躁，我们给她开了桃核承气汤。

《伤寒论》第 106 条曰："太阳病不解，热结膀胱，其人如狂，血自下，下者愈。其外不解者，尚未可攻，当先解其外。外解已，但少腹急结者，乃可攻之，宜桃核承气汤。

桃核承气汤方：桃仁五十个（去皮尖），大黄四两，桂枝二两（去皮），甘草二两（炙），芒硝二两。

上五味，以水七升，煮取二升半，去滓，内芒硝，更上火微沸，下火。先食温服五合，日三服，当微利。"

柯韵伯在《伤寒来苏集·伤寒附翼》卷下有云："若太阳病不解，热结膀胱，乃太阳随经之阳热瘀于里，致气留不行，是气先病也。气者血之用，气行则血濡，气结则血蓄，气壅不濡，是血亦病矣。小腹者，膀胱所居也，外邻冲脉，内邻于肝。阳气结而不化，则阴血蓄而不行，故少腹急结。气血交并，则魂魄不藏，故其人如狂。

……

治病必求其本，气留不行，故君大黄之走而不守者，以行其逆气。甘草之甘平者，以调和其正气。血结而不行，故用芒硝之咸以软之。桂枝之辛以散之。桃仁之苦以泄之。气行血濡，则小腹自舒，神气自安矣。

……

此又承气之变剂也。此方治女子月事不调，先期作痛，与经闭不行者最佳。"

桃核承气汤的煎服法没有要求"后下"，即大黄是和其他四味药同煎，煎好后把渣去掉，再放芒硝溶解服下。

仲景方中，注明大黄煎煮方法的有 30 个方，

包括 1 个方先煎，19 个方同煎，8 个方后下，2 个方不煎，即"麻沸汤渍之"，共 4 种煎煮方法。

临床中。我常投以"泡水当茶饮"，即"麻沸汤渍之"的"大黄黄连泻心汤"，以泻患者心下胃实痞热或治牙疼等。

《伤寒论》第 154 条曰："心下痞，按之濡，其脉关上浮者，大黄黄连泻心汤主之。

大黄黄连泻心汤方：大黄二两，黄连一两。

上二味，以麻沸汤二升，渍之，须臾绞去滓，分温再服。"

如果偏热的患者，我都会在大黄黄连泻心汤中加上"黄芩"，

宋版《伤寒论》大黄黄连泻心汤方里没有黄芩，可能是后人传抄遗漏。

"宋校正医书局林亿"按注曰："臣亿等看详大黄黄连泻心汤，诸本皆二味，又后附子泻心汤，用大黄、黄连、黄芩、附子，恐是前方中亦有黄芩，后但加附子也。故后云附子泻心汤，本云加附子也。"

《金匮要略》里的泻心汤也有黄芩。

《金匮要略·惊悸吐衄下血胸满瘀血病脉证治》曰："心气不足，吐血，衄血，泻心汤主之。

泻心汤方（亦治霍乱）：大黄二两，黄连一两，黄芩一两。
上三味，以水三升，煮取一升，顿服之。"

大黄不同的煎煮方法，是取其或下瘀血，或主血闭，或主寒热，或破癥瘕积聚，或去留饮，或去宿食，或荡涤肠胃，推陈致新，通利水道，调中化食等不同功效。

《神农本草经》曰："大黄，味苦寒。下淤血，血闭，寒热，破癥瘕积聚，留饮，宿食，荡涤肠胃，推陈致新，通利水道，调中化食，安和五脏。生山谷。"

现代研究证明，大黄煎煮出致泻的有效成分随煎煮时间延长而减少，

番泻叶苷、大黄酸苷等泻下活性成分的破坏量与煎煮时间成正比。

同时，煎煮时间越长，就会产生越多具有收敛止泻作用的鞣质类物质，使泻下作用减弱。

因此，大黄在汤剂中的煎煮，其"后下"或"同煎"是视情况而定，

如果是主通便的，就需要后下，甚至把大黄剂量加大，

如果是下瘀血的，大黄可无须后下，和其他药同煎。

尤其是像"桃核承气汤"方中已有泻下力度峻猛的芒硝了，如果大黄也后下，那可能就会治疗过度。

临床中，大黄用量多少和应同煎还是后下，须"以知为度"。

《伤寒论》有大黄的方共 16 方。

《金匮要略》有大黄的方共 23 方。

两书合并除去重复，仲景用大黄的方合计 31 方，为大柴胡汤、桂枝加大黄汤、大黄黄连泻心汤、附子泻心汤、茵陈蒿汤、柴胡加龙骨牡蛎汤、抵当汤、抵当丸、调胃承气汤、大承气汤、桃核承气汤、大陷胸汤、大陷胸丸、麻子仁丸、枳实栀子豉汤、泻心汤、下瘀血汤、苓甘五味姜辛半杏大黄汤、厚朴七物汤、大黄附子汤、风引汤、厚朴三物汤、大黄硝石汤、大黄甘草汤、大黄牡丹汤、千金三黄汤、己椒苈黄汤、厚朴大黄汤、鳖甲煎丸、大黄蟅虫丸、栀子大黄汤。

在仲景方里，大黄配对不同的药，有不同的治疗作用，

大黄配黄芩、黄连，去胃热，泻心下痞，如泻心汤、大黄黄连泻心汤；

大黄配枳实、厚朴、芒硝等，去阳明腑实，如调胃承气汤、大承气汤和小承气汤；

大黄配附子、细辛，主温下，如大黄附子汤；

大黄配丹皮、桃仁、水蛭、虻虫、䗪虫等，可活血化瘀，下瘀血，如桃核承气汤、下瘀血汤、抵当汤；

大黄配甘遂、芒硝，去水热互结之结胸证，如大陷胸汤或丸；

大黄配茵陈、栀子，去黄疸湿热，如茵陈蒿汤；

大黄配桂枝汤，驱外邪，泻内实，除腹痛，表里双解，如桂枝加大黄汤；

大黄配柴胡汤，主少阳郁热兼阳明里实之证，如大柴胡汤、柴胡加龙骨牡蛎汤等。

另外，在仲景方里，凡是要求大黄"酒洗"或"炙"的，都是泻下峻猛的方，如大承气汤、调胃承气汤。

"酒洗"或"炙"是取其抑制苦寒、增效或护胃、减缓泻下之用。

伤寒脉结代、心动悸，炙甘草汤主之。（177）

——《伤寒论·辨太阳病脉证并治下》

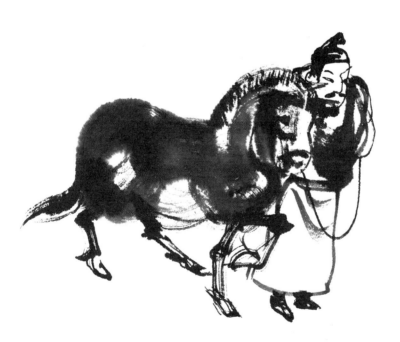

不知谁发起的，群里讨论起了"尺脉弱，能不能用生地黄"的话题。

中医从来不缺争论，

学术争鸣，才有进步。

四百多人的中医师承微信群，你一句我一句，甚是热闹。

有人主张尺脉弱时，不能用生地黄，

说生地黄凉血，越用脉会越弱。

有人主张尺脉弱时，要用熟地黄，

说熟地黄补血，虚则补之。

还有人主张尺脉弱时，可以用生地黄，

说生地黄比熟地黄好，不会过于滋腻而碍胃。

生地熟地之争，充满着浓浓的学习味。

争论不休时，我在群里插话说："尺脉弱时，仲景也用到生地黄。《伤寒论》炙甘草汤，即复脉汤里就有生地黄。炙甘草汤是滋阴补益剂，也是仲景治疗劳证的主方。炙甘草汤用了一斤的生地黄，补虚为用。身体津液亏虚了，血少脉弱了，仲景就用大剂量生地黄滋补回来。但使用滋阴补益剂前，最好先把身体的其他问题解决了。避免'虚不受补'。"

我说完，群里的人似乎进入沉思，一下子安静了下来。

《伤寒论》第177～178条，即太阳病篇最后两条条文，曰："伤寒脉结代、心动悸，炙甘草汤主之""脉按之来缓，时一止复来者，名曰结。又脉来动而中止，更来小数，中有还者反动，名曰结，阴也；脉来动而中止，不能自还，因而复动者，名曰代，阴也，得此脉者必难治。

炙甘草汤方：甘草四两（炙），生姜三两（切），人参二两，生地黄一斤，桂枝三两（去皮），阿胶二两，麦门冬半升（去心），麻仁半升，大枣三十枚（擘）。

上九味，以清酒七升，水八升，先煮八味，取三升，去滓，内胶烊消尽，温服一升，日三服。一名复脉汤。"

结脉，是脉搏缓慢，而时一止，止有定数。

代脉，是脉来一止，止无定数。

临床中，只要诊到"脉律不齐，时有中止"，一般就是结代脉了，

我就会马上想到炙甘草汤。

炙甘草汤证是汗、吐、下津液亏虚亡阳，或失血后，或杂病导致阴血不足，阳气不振所致。

阴血不足，血脉就无以充盈，加之阳气不振，无力鼓动血脉，脉气不相接续，故脉结代。

阴血不足，心体就会失养，或心阳虚弱，不能温养心脉，故心动悸。

治宜滋心阴、养心血、益心气、温心阳，以复脉定悸。

炙甘草汤，重用生地黄滋阴养血为君。

配伍炙甘草、人参、大枣益心气，补脾气，以资气血生化之源。

阿胶、麦冬、麻仁滋心阴，养心血，充血脉，共为臣药。

佐以桂枝、生姜辛行温通，温心阳，通血脉，诸厚味滋腻之品得姜、桂则滋而不腻。

用法中加清酒煎服，以清酒辛热，温通血脉，行药力，为使药。

临床中，窦性心律不齐、房性早搏、室性早搏、心房纤颤、房室传导阻滞等疾病都可能有结代脉。

结代脉还可能会伴有胸闷、心悸、气短的症状。

有一部分患者因病程较长，机体耐受，自觉无明显症状。

炙甘草汤不限于结代脉，临床只要诊断到津液不足、阴血亏虚、脉虚弱，都可以考虑炙甘草汤。

我曾以仲景补虚的思路给我母亲和几位长辈用炙甘草汤调理。

他们中有结代脉的，有脉虚弱但无结代脉的，

服药后效果都很好，

老人家胃口好了，精神也好了，讲话也有力气了。

有人问，仲景补血为什么不用熟地黄？

熟地黄其实是由生地黄加工炮制而成。

仲景那个年代，还没有熟地黄，

熟地黄最早是出现于南北朝，盛行于唐、宋以后，

而早在东汉时期的仲景时代，还无熟地黄出现，更无临床使用。

张仲景应用"地黄"共计八方，

所用"地黄"为生地黄和干地黄。

其中，百合地黄汤、防己地黄汤、炙甘草汤等三方用生地黄，即没有经过晒干炮制过的新鲜地黄，用量分别为一升、二斤、一斤，

前两方生地黄皆取汁服用，鲜品易于取汁，与干品不同。

"地黄取汁而用"《本草正义》有载，曰：《别录》生地黄一条，云大寒，则以新采得者而言，故结义'皆捣饮之'四字，谓捣饮其自然汁也。较之干者已经日曝，自有不同。"

仲景用干地黄共计五方，

汤剂有黄土汤、胶艾汤，用量分别为三两、六两，

丸剂有肾气丸、薯蓣丸和大黄䗪虫丸。

综上所述，仲景用生地黄时剂量较大，多取汁用，

而用干地黄时剂量偏小。

仲景用方可见，仲景用地黄做汤剂，亦入丸剂，补益为主。

如以下含有"地黄"方药的仲景条文所述。曰："虚劳腰痛，少腹拘急，小便不利者，八味肾气丸主之。""男子消渴，小便反多，以饮一斗，小便一斗，肾气丸主之。""此名转胞不得溺也，以胞系了戾，故致此病，但利小便则愈，肾气丸主之。""虚劳诸不足，风气百疾，薯蓣丸主之""五劳虚极羸瘦，腹满不能饮食，食伤、忧伤、饮伤、房室伤、饥伤、劳伤，经络营卫气伤，内有干血，肌肤甲错，两目黯黑。缓中补虚，大黄䗪虫丸主之。""下血，先便后血，此远血也，黄土汤主之。""妇人有漏下者，有半产后因续下血都不绝者，有妊娠下血者，假

令妊娠腹中痛，为胞阻，胶艾汤主之。""百合病，不经吐、下、发汗，病形如初者，百合地黄汤主之。""防己地黄汤治病如狂状，妄行，独语不休，无寒热，其脉浮。""伤寒，脉结代，心动悸，炙甘草汤主之。"

尽管，"地黄"为滋阴补液上品，

但相对而言，仲景在《伤寒论》用"地黄"的地方极少。

《伤寒论》113 方，只有炙甘草汤用到"地黄"，

剩下其他含有"地黄"的方药主要是出现在《金匮要略》不同的杂病篇章，

可见，仲景在治伤寒六病时很少用"地黄"。

那是因为外邪未解时，如滥用"地黄"滋腻之品，会导致邪滞入内，

因此，仲景只有在治病善后时，或身体虚弱需要滋补时，才会用到"地黄"。

清·徐灵胎《神农本草经百种录·上品》告诫曰："干地黄，味甘寒。主折跌绝筋，伤中，逐血痹，行血之功。填骨髓，血足能化精，而色黑归肾也。长肌肉。脾统血，血充则肌肉亦满矣。作汤，除寒热积聚，血充足则邪气散，血流动则凝滞消。除痹。血和利则经脉畅。生者尤良。血贵流行，不贵滋腻，故中古以前用熟地者甚少。久服，轻身不老。补血之功。

"地黄色与质皆类血，故入人身则专于补血。血补则阴气得和，而无枯燥拘牵之疾矣。古方只有干地黄、生地黄，从无用熟地黄者。熟地黄乃唐以后制法，以之加入温补肾经中药颇为得宜。若于汤剂及养血、凉血等方甚属不合。盖地黄专取其性凉而滑利流通，熟则腻滞不凉全失其本性矣。又仲景《伤寒》一百十三方，惟复脉用地黄。盖伤寒之病，邪从外入，最忌滋滞。即使用补，必兼疏拓之性者，方可入剂。否则邪气向里，必有遗害。今人一见所现之证，稍涉虚象，便以六味汤为常用之品，杀人如麻，可胜长叹。"

大概意思是说：地黄的色与质都与血类似，所以进入人身则专于补血，

血补则阴气得和，就没有"枯燥拘牵"这样的疾病了。

古方里面只有干地黄、生地黄，从来没有用熟地黄的，

熟地黄乃唐以后制法，把它加入温补肾经中药颇为合适，如果用于汤剂及养血、凉血等方就很不合适了。

我们用地黄是专取其性凉而滑利流通，熟地黄则腻滞不凉全失其本性矣。

又"仲景《伤寒》一百十三方，只有复脉汤（炙甘草汤）里用地黄"，

那是因为"伤寒之病，邪从外入，最忌滋滞"，

即使用补药，也一定"要兼用疏拓之性的药品，方可入剂"，

否则邪气向里，必有后遗症。

今天的人一见所出现的症状，稍微涉及虚象，便把六味汤（六味地黄丸：熟地黄、酒萸肉、牡丹皮、山药、茯苓、泽泻）作为常用之品，可胜长叹。

……

由此，我认为，

仲景把《伤寒论》唯一含有地黄的"炙甘草汤（复脉汤）"放到《伤寒论》"太阳病篇"的最后，

有病邪去再滋补之意，

亦有伤寒汗、吐、下后，病瘥扶正善后之意。

风水，脉浮身重，汗出恶风者，防己黄芪汤主之。腹痛加芍药。

——《金匮要略·水气病脉证并治》

黄芪的『补肺气』

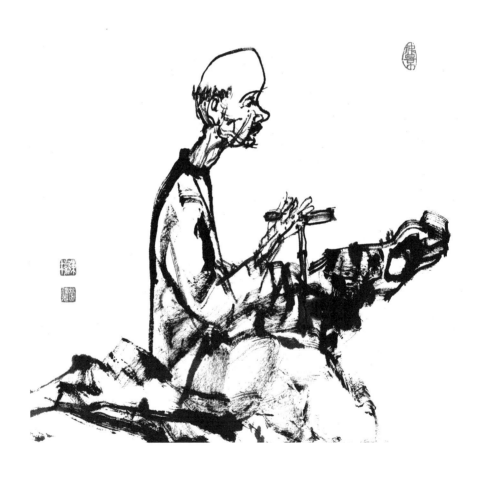

周末，

我探望一位肺疾患者。

患者一边诉说他的病情，一边盯着旁边桌台上的养生壶。

正在沸腾的养生壶里，有他每天必喝的养生茶，里面有黄芪、枸杞、生姜和红枣。

患者说，黄芪养生茶是一位病友推荐的，

病友认为肺主气，黄芪茶可以补气，

再配合枸杞、生姜、红枣可以补气血，

还可以提高免疫力抗癌，

自两个多月前检查出肺癌以来就开始每天喝了。

听完后，我眉头一皱，

连忙告诉他，服用黄芪是否合适，需要听专业中医师的意见。

我说，黄芪是固表气的，

若不对证，可能会导致肺得不到宣发，肺里的"污垢"不能通过汗腺外泄，反而会"闭门留寇"，适得其反……

肺疾患者和他病友以"黄芪补肺气"的观点不足为奇。

不仅是患者，

在中医界，很多医家也是持"黄芪补肺气"这个观点。

我也留意到"新型冠状病毒感染"期间，全国各地很多预防方里都有黄芪，是否应用得当，有待探讨。

《伤寒论》里没有一个方用到黄芪，

阳证、表证仲景从不用黄芪，哪怕是需要补虚的三阴病，

三阴证仲景主要是用附子、干姜等回阳救逆四逆辈，从里而外的"补"。

"芪"，

古人称作"耆"［qí］，

清代始，"耆"才被后人写作"芪"。

《神农本草经》曰："黄耆，味甘微温。主痈疽久败创，排脓止痛，大风，痢疾，五痔，鼠瘘，补虚，小儿百病。一名戴糁。生山谷。"

历代都有医家渲染黄芪补气，

很多人只要中气不足、气虚就会想到黄芪，

然而，补气之说，作为中药学传世经典的《神农本草经》并未强调，而是强调主治"大风、补虚"。

根据《神农本草经》，我认为黄芪所谓的补气，是实表，补表气，而非中气。

"大风、补虚"的"虚"指的是表虚，

表虚的人腠理毛孔松懈不固，容易自汗盗汗，怕风，

表固了，就不怕风了，所以主大风。

《素问·评热病论》曰："邪之所凑，其气必虚。"

如果身体表虚，邪气就更加容易入里。

临床中如果表虚导致汗漏不止，可以选用出自元代医家危亦林的《世医得效方》"玉屏风散"（防风、黄芪、白术）敛汗固表，或选用《伤寒论》的"桂枝加附子汤"（桂枝、芍药、炙甘草、生姜、大枣、炮附子）扶阳固表。

然而，如病在表，本来应该选用麻桂剂宣肺发汗的，或者表本身不虚的，却用了黄芪，那就等于把皮表堵塞了。

肺本主宣发，

如果表皮毛孔闭塞就会导致肺气不宣、气机壅塞、气不通畅，肺气上逆而咳嗽气喘。

里湿得不到宣泄，肺部承受的负担也会越来越沉重，

肺系疾病就会越来越严重，尤其肺患重疾的人出现上气不接下气时，如果这

时候再给黄芪，那就会越治越坏。

因此，我认为，黄芪"补其气，而非补其气"也。

尽管《伤寒论》里没有黄芪，

但《金匮要略》却有九个方子出现黄芪，分别是：

黄芪用量一两一分的防己黄芪汤；

黄芪用量一两半的黄芪建中汤；

黄芪用量二两的桂枝加黄芪汤；

黄芪用量三两的乌头汤、黄芪桂枝五物汤、防己茯苓汤；

黄芪用量五两的黄芪芍药桂枝苦酒汤、《外台》防己黄芪汤；

黄芪用量二分的《千金》三黄汤。

具体方证条文及出处为下。

《痉湿暍病脉证并治》："风湿，脉浮身重、汗出恶风者，防己黄芪汤主之。

防己黄芪汤方：防己一两、甘草半两（炒）、白术七钱半、黄芪一两一分（去芦）。

上锉麻豆大，每抄五钱匕，生姜四片，大枣一枚，水盏半，煎八分，去滓温服，良久再服。喘者加麻黄半两；胃中不和者加芍药三分；气上冲者加桂枝三分；下有陈寒者加细辛三分。服后当如虫行皮中，从腰下如冰，后坐被上，又以一被绕腰以下，温令微汗，差。"

《中风历节病脉证并治》："病历节不可屈伸，疼痛，乌头汤主之。乌头汤方，治脚气疼痛，不可屈伸。

乌头汤方：麻黄、芍药、黄芪各三两、甘草三两（炙）、川乌五枚（㕮咀，以蜜二升，煎取一升，即出乌头）。

上五味，㕮咀四味，以水三升，煮取一升，去滓，内蜜煎中，更煎之，服七合。不知，尽服之。

附方：《千金》三黄汤，治中风手足拘急，百节疼痛，烦热心乱，恶寒，经日不欲饮食。

《千金》三黄汤方：麻黄五分、独活四分、细辛二分、黄芪二分、黄芩三分。"

《血痹虚劳病脉证并治》："血痹，阴阳俱微，寸口关上微，尺中小紧，外证身体不仁，如风痹状，黄芪桂枝五物汤主之。

黄芪桂枝五物汤方：黄芪三两、芍药三两、桂枝三两、生姜六两、大枣十二枚。

上五味，以水六升，煮取二升，温服七合，日三服。（一方有人参）。"

"虚劳里急，诸不足，黄芪建中汤主之。（于小建中汤内加黄芪一两半，余依上法。气短胸满者加生姜，腹满者去枣，加茯苓一两半，及疗肺虚损不足，补气加半夏三两）"

《水气病脉证并治》："风水，脉浮身重，汗出恶风者，防己黄芪汤主之。腹痛者加芍药。

防己黄芪汤方：防己一两、黄芪一两一分、白术七钱半、甘草半两（炙）。

上锉，每服五钱匕，生姜四片，枣一枚，水盏半，煎取八分，去滓，温服，良久再服。"

"皮水为病，四肢肿，水气在皮肤中，四肢聂聂动者，防己茯苓汤主之。

防己茯苓汤方：防己三两、黄芪三两、桂枝三两、茯苓六两、甘草二两。

上五味，以水六升，煮取二升，分温三服。"

"问曰：黄汗之为病，身体肿（一作重），发热汗出而渴，状如风水，汗沾衣，色正黄如柏汁，脉自沉，何从得之为？师曰：以汗出入水中浴，水从汗孔入得之，宜芪芍桂酒汤主之。

宜芪芍桂酒汤主之方：黄芪五两、芍药三两、桂枝三两。

上三味，以苦酒一升，水七升，相和，煮取三升，温服一升，当心烦，服至六七日乃解。若心烦不止者，以苦酒阻故也（一方用美酒醯代苦酒）。"

"黄汗之病，两胫自冷；假令发热，此属历节。食已汗出，又身常暮盗汗出者，此劳气也，若汗出已，反发热者，久久其身必甲错。发热不止者，必生恶疮。若身重，汗出已辄轻者，久久必身瞤。瞤即胸中痛，又从腰以上必汗出，下无汗，腰髋弛痛，如有物在皮中状，剧者不能食，身疼重，烦躁，小便不利，此为黄汗，桂枝加黄芪汤主之。

　　桂枝加黄芪汤方：桂枝三两、芍药三两、甘草二两、生姜三两、大枣十二枚、黄芪二两。

　　上六味，以水八升，煮取三升，温服一升，须臾饮热稀粥一升余，以助药力，温服取微汗；若不汗，更取。

　　附方：《外台》防己黄芪汤治风水，脉浮为在表，其人或头汗出，表无他病，病者但下重，从腰以上为和，腰以下当肿及阴，难以屈伸（方见风湿中）。

　　《黄疸病脉证并治》：诸病黄家，但利其小便；假令脉浮，当以汗解之，宜桂枝加黄芪汤主之。（方见水病中）"

　　从以上证治窥探，

　　有黄芪的方里，主要主风水、皮水等风湿病，

　　或主黄汗、黄疸等。

　　我们知道，黄疸也是来自湿，

　　特别是谷疸，来自脾胃运化异常。

　　因此我在思考：治"诸病黄家"的桂枝加黄芪汤里的黄芪是否还有"味甘微温""甘温"之健脾祛湿之功？

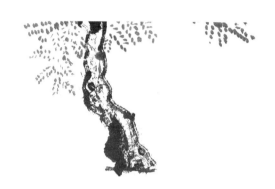

太阳病，十日以去，脉浮细而嗜卧者，外已解也。设胸满胁痛者，与小柴胡汤；脉但浮者，与麻黄汤。（37）

——《伤寒论·辨太阳病脉证并治中》

小柴胡汤里的「人参」

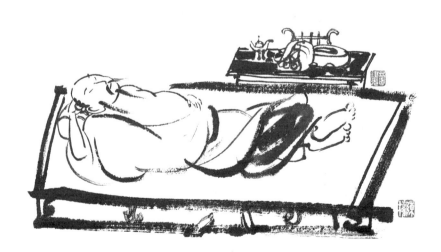

广州南沙，陈同学，
是一名狂热的经方爱好者。

今天他想到了一个问题，发信息问我，
清代名医徐灵胎在《伤寒论类方》中提道："小柴胡汤之妙，在于人参。"
他问人参在小柴胡汤里主要起到什么作用，
为什么表证的桂枝汤不用人参，
进入半表半里的小柴胡汤就有人参？

人参，《名医别录》曰："人参生上党山谷及辽东，二月、四月、八月上旬采根，竹刀刮，暴干，无令见风。根如人形者，有神。"

《神农本草经》把它列为"上品"第一位，曰："人参，味甘微寒。主补五脏，安精神，定魂魄，止惊悸，除邪气，明目，开心益智。久服，轻身延年。一名人衔，一名鬼盖。生山谷。"

《神农本草经》言人参"微寒"，
但后世多将人参用作"补气"温养之品，
很多医家还认为人参"燥热"。

仲景用人参，亦为补，
但我认为是补津液和健脾胃。

于是，我们可以看到白虎汤证，如果兼有大渴，即津液枯竭，白虎汤里必加人参，人参补津液解之大渴，为白虎加人参汤。

我们还看到，桂枝加芍药生姜各一两人参三两新加汤证，表证的同时还有津液亏虚，导致脉迟身痛，桂枝汤里加人参三两把津液补充回来。

我们还看到，中焦脾胃虚弱时，人参健脾胃，理中丸的人参、干姜、甘草、白术，温中祛寒，补气健脾。

仲景以人参补津液，
因此，我认为，
人参把身体水液补足了，水可去热，符合《神农本草经》人参"微寒"之说，胡希恕先生也持此观点。

仲景所说的津液，亦为阳气。
如《伤寒论》第46条所述："太阳病，脉浮紧、无汗、发热、身疼痛，八九日不解，表证仍在，此当发其汗。服药已微除，其人发烦目瞑，剧者必衄，衄乃解。所以然者，阳气重故也。麻黄汤主之。"

就是说，太阳病，脉浮紧、不出汗、发热，因为津液在体表不得外达，导致身疼痛，八九日都不解，表证仍在的，此时应当发其汗。
但因为"阳气重"，阳气内郁，寒邪被郁在内，
因此服药后病邪只是轻微解除，病邪得不到充分外泄，
大量的津液邪气还继续停留在身体肌肉，导致烦躁，头昏目眩。
阳郁严重到一定程度，就会流鼻血，
因为鼻子毛细血管比较脆弱，容易被充足的津液冲破裂出血。
流鼻血和发汗的原理一样，是给邪出路，
鼻子流鼻血后，病邪可能会解除，
这个时候也可以用麻黄汤发汗治疗。

广义的人体津液，也包括脉管里的血液，
我们常说，"气为血之母，血为气之帅"。
因此，补津液在一定程度上也可补气血，
可见，后世视人参"补气"，不为之过。
目前临床也证明，药房中所配制到的人参，无论是红参还是白参，都有"补气血"功效。

桂枝汤里没有人参，
是因为桂枝汤证病在表，

病在表时脉浮，脉浮就是脉管里充血，

代表着津液充足，所以不需要加人参补津液，加人参就会越补越坏。

但如果疾病到了《伤寒论》第 62 条所说的："发汗后，身疼痛，脉沉迟者，桂枝加芍药生姜各一两人参三两新加汤主之。"

即患者在太阳病的时候因为发汗过多导致津液亏虚，

身体因为津液枯竭而疼痛，

脉也从浮，变得沉迟了，

病向少阴病发展了，这时候需要加人参补充津液，

除人参，仲景还在桂枝汤里把芍药、生姜的量加大，

由此可见，仲景方多以人参、芍药、生姜、甘草和大枣等药滋补津液。

小柴胡汤为什么加人参？

是因为小柴胡汤证时，病已往里走，入三焦了，

柴胡、黄芩"推陈致新"，打通三焦水道，

这时候需要有新的津液补充，

于是加了人参，

另外，人参之"补气"作用也可以阻挡"邪气不入于太阴""不令内犯"。

小柴胡汤方：柴胡半斤，黄芩、人参、甘草（炙）、生姜（切）各三两，大枣十二枚（擘），半夏半升（洗）。

上七味，以水一斗二升，煮取六升，去滓，再煎取三升，温服一升，日三服。

清·张璐撰《张氏医通》亦论曰："治伤寒有五法：曰汗、曰吐、曰下、曰温、曰和，皆一定之法。而少阳例中小柴胡汤，专一和解表里。少阳为阴阳交界，邪传至此，已渐向里，故用柴胡升发其邪，使从外解，即以人参挡截于中，不令内犯。更以半夏、黄芩清解在里之热痰，生姜、大枣并祛在表之邪气，又须甘草协辅参、柴，共襄匡正辟邪之功，真不易之法，无容拟议者也。

其方后加减，乃法中之法，定而不移，至于邪气犯本。胆府受病，而加龙骨、牡蛎；丸药误下，而加芒硝；屡下不解，引邪入里，心下急，郁郁微烦，而用大柴胡，为法外之法，变通无定，不可思议者也。独怪世医用小柴胡，一概除

去人参。且必加枳、橘耗气之品，此非法之法。习俗相承，匿于横议者也。何怪乎道艺日卑，风斯日下哉！"

《张氏医通》关于人参内容的大概意思是：少阳病是在阴阳交界，病邪半在表、半已渐入里。

因此，少阳病用柴胡解外邪，用人参抵御外邪向内侵犯。

但有些医生不懂啊，用小柴胡时去人参，有些还加枳实、桔皮等耗气之品，这样治病是不符合理法方药的。

伤寒瘀热在里，身必黄，麻黄连轺赤小豆汤主之。（262）

——《伤寒论·辨阳明病脉证并治》

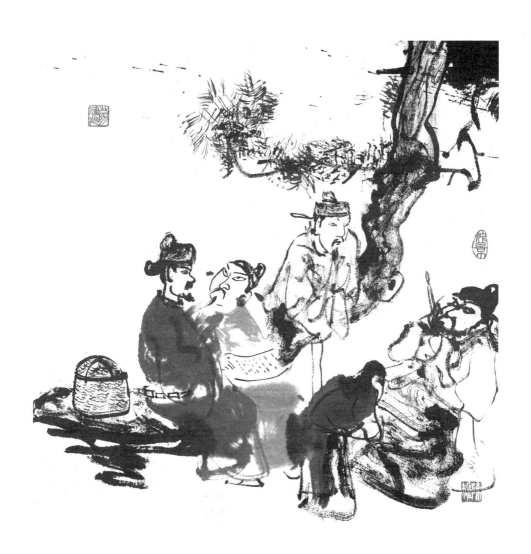

第一次用麻黄连轺赤小豆汤时，
发现市面上没有"连轺"这味药。

于是，发信息给某大学中医学院一位教"中药学"的老师请教，
老师平时很快就会回复信息的，
但这次，良久后才回复，
说："百度上说连轺［yáo］就是连翘［qiào］。"
然后，就没有继续说这个话题了。
从这位老师的回复中判断，她可能不太熟悉《伤寒论》的麻黄连轺赤小豆汤，也不了解"连轺"这味药，估计教学"中药学"也没有教到这味药。

《伤寒论》第 262 条，也是阳明病最后一条，曰："伤寒瘀热在里，身必黄，麻黄连轺赤小豆汤主之。"

麻黄连轺赤小豆汤方：麻黄（去节，二两），连轺（连翘根是，二两），杏仁（去皮尖，四十个），赤小豆（一升），大枣（擘，十二枚），生梓白皮（切，一升），生姜（切，二两），甘草（炙，二两）。
上八味，以潦水一斗，先煮麻黄再沸，去上沫，内诸药，煮取三升，去滓。分温三服，半日服尽。

我认为，古人把麻黄连轺赤小豆汤放在阳明病篇的最后，
侧面交代了阳明病如果耽误治疗，就会变成坏病，
有些会演变成"瘀热在里，身必黄"的黄疸病。

阳明病，实热或纯阳明内热，可以用承气汤或白虎汤解决，

但如果实热瘀堵到一定程度，就会发展成瘀血甚至热入血室，

你可以现象，便秘拉大便时，用力拉，拉不出，但因为用力，把所有的气血都引到了肛门下部，于是变成了瘀血。

有些瘀血因为大便硬、排大便时引起肛门破裂而出血，有些出血后会引发肛周脓肿，治疗不得当还会变成肛瘘（肛漏），即发生在肛门直肠周围的脓肿溃破或切口引流的后遗病变。

我们需防患于未然，

瘀血就需要用桃核承气汤或者抵当汤，祛瘀、下血，

避免恶化到瘀热、瘀湿、湿热壅结，气机受阻，从而身发黄或黄疸病了，

黄疸病，那就需要用到茵陈蒿汤、栀子柏皮汤或麻黄连轺赤小豆汤。

麻黄连轺赤小豆汤主证为"伤寒瘀热在里，身必黄。"

《医宗金鉴》注曰："伤寒表邪未解，适遇其人阳明素有湿邪，热入里而与湿合，湿热蒸瘀，外薄肌表，身必发黄也。若其人头有汗，小便不利，大便硬，则或清或下或利小便，自可愈也。今乃无汗小便利，是里之瘀热未深，表之郁遏犹甚，故用麻黄连轺赤小豆汤，外发其表，内逐其湿也。"

"身黄"也许是黄疸或者即将发作黄疸，

黄疸病，更多的医家可能会马上想到著名的"茵陈蒿汤"，

茵陈蒿汤主黄疸，但和其他主黄疸的汤方治疗方向不同。

《伤寒论》阳明病篇三个治疗身发黄的方证。

第 260 条曰："伤寒七八日，身黄如橘子色，小便不利，腹微满者，茵陈蒿汤主之。"

第 261 条曰："伤寒身黄发热，栀子柏皮汤主之。"

第 262 条曰："伤寒瘀热在里，身必黄，麻黄连轺赤小豆汤主之。"

关于如何鉴别阳明病篇三个治疗身发黄方。

《医宗金鉴》注曰："伤寒身黄发热者，设有无汗之表，宜用麻黄连轺赤小豆汗之可也；若有成实之里，宜用茵陈蒿汤下之亦可也。今外无可汗之表证，内无可下之里证，惟宜以栀子柏皮汤清之也。"

意思是说：

无汗但有表证，湿热壅结，气机受阻的身发黄，用麻黄连轺赤小豆汤，

麻黄连轺赤小豆汤方中麻黄、杏仁、生姜辛散表邪，宣发郁热，

连轺、生梓白皮、赤小豆清泄湿热，

大枣、甘草调和脾胃，

诸药合用，使表里宣通，湿热得以清泄，表解里和而黄愈。

湿热壅结，气机受阻、夹里实的身发黄，用茵陈蒿汤，

茵陈蒿汤方中重用茵陈为君，苦泄下降，清热利湿，为治黄疸要药，

臣以栀子清热降火，通利三焦，助茵陈引湿热从小便而去，

佐以大黄泻热逐瘀去实，通利大便，导瘀热从大便而下。

既无表证，又无里实的湿热壅结，气机受阻的身发黄，可与栀子柏皮汤，

栀子柏皮汤方中黄柏苦寒，清脏腑结热，且能泄湿退黄，

以苦寒之栀子清泄三焦而通调水道，使湿热从小便而出，

甘草甘平和中，防栀、柏苦寒伤胃，三药相伍，达到以清泄里热为主，兼以祛湿的效果。

然而，麻黄连轺赤小豆汤方中的"连轺"是什么呢？

附方曰："连轺（连翘根是）"，是不是说汉代的连轺是现在连翘的根？

成书于东汉以前，比《伤寒论》还早的《神农本草经》对连翘有记载，下经，曰："连翘，味苦平，主寒热，鼠瘘，瘰疬，痈肿，恶创，瘿瘤，结热，蛊毒。一名异翘，一名兰华，一名轵，一名三廉。生山谷。"

《名医》曰："一名折根，生太山，八月采，阴干。"

案：《尔雅》曰："连，异翘。"

郭璞云："一名连苕，又名连本，本草云。"

《本经》记载连翘还有个名字叫"折根"，

现在云南、贵州、四川等地既入菜又可入药，功效"清热解毒，消痈排脓，利尿通淋"的鱼腥草也叫"折根"或"折耳根"，不知它们之间的药食材有什么

关系?

另外,《本经》中提到的"一名连苕""连苕"和"连轺"是不是一样的药材?

一连串的疑问,不禁挂上心头。

我查阅读相关文献,

发现早已有人对"连轺"与"连翘"的关系做了剖析和解读,

前人考究认为,汉代的连翘最开始不是用果实,也不是用现在所指的连翘植物,而用的是金丝桃科植物黄海棠的根,也称为"湖南连翘"。

《伤寒论》麻黄连轺赤小豆汤中的连轺清泄湿热,治疗瘀热在里发黄,用的就是黄海棠的根,即"湖南连翘"。

考究发现,唐代的时候,连翘的用药部位才开始发生改变,

在唐代孙思邈所著的《备急千金要方》中,连翘丸用于治疗"无故寒热,强健如故,而身体颈项结核瘰疬,及心胁腹背里有坚核不痛……"名为结风气肿方的连翘丸里就是用湖南连翘的全草入药,不是用根。

《外台秘要》记载用来治疮痈肿毒的方中用到的连翘也是此种。

到了宋代,

《本草衍义》中详细记载了连翘的产地信息、形状等,

考证认为,后来使用的连翘指的是木犀科植物连翘的果实,可以治心经客热最胜,尤宜小儿,

此后,医家们就把木犀科植物连翘的果实当作中药连翘的正品使用。

因此,明清以后,如《本草纲目》《本草备要》等都以木犀科植物连翘的果实入药,主要用来治疗风热感冒、乳痈、高热烦渴等。

据说,现在还有人将湖南连翘的同属植物多蕊金丝桃的全草入药,作古连翘使用,亦有清热利湿的功效。

然而,临床中,我们现在使用麻黄连轺赤小豆汤的"连轺",该用哪种植物药材?

我认为,尽管《伤寒论》的连轺用的是古连翘,即金丝桃科植物黄海棠的根,唐代开始不用根,用全草。

但经过宋元明清医家们的临床发展及实践，现在木犀科植物连翘亦可达到麻黄连轺赤小豆汤"连轺"祛除瘀热的功效，汉代"连轺"也不复存在的情况下。

麻黄连轺赤小豆汤用现在的"连翘"，

用之有效，何尝不可！

阳明病，自汗出。若发汗，小便自利者，此为津液内竭，虽硬不可攻之；当须自欲大便，宜蜜煎导而通之。（233）

——《伤寒论·辨阳明病脉证并治》

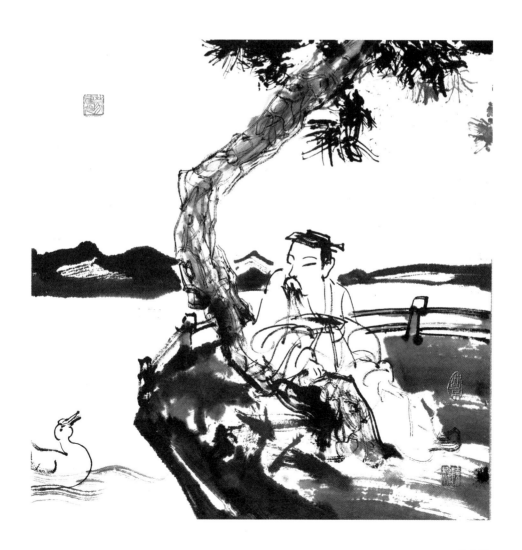

一位怀孕五个多月的准妈妈，
得了很严重的便秘。

她不敢用西药止泻，担心对胎儿有影响，问中医有什么好办法，
我马上让她在网上下单买了"蜜煎导"，
"蜜煎导"其实就是蜂蜜栓，
一千多年前张仲景发明的，是天然蜂蜜通过加热，再凝固成条状做成的通便栓剂。

她半信半疑地问，这东西真有用？
我跟她解释说，"蜜煎导"是老祖宗留下的，
很有效，纯天然制作，没有任何刺激和副作用，
是全世界第一个栓剂，也是润肠通便的自然疗法，
类似于西医用的开塞露，但开塞露除润肠作用外，还有刺激肠壁作用，
刺激肠壁也许会刺激子宫，对孕妇不一定安全。

一周后，她来电反馈"蜜煎导"很有效，
第一次把栓塞进肛门后，不久就大便了，
后来连续用了几天，大便慢慢正常了，
现在可以不使用，也正常排大便了。

关于蜜煎导，《伤寒论》第 233 条曰："阳明病，自汗出。若发汗，小便自利者，此为津液内竭，虽硬不可攻之；当须自欲大便，宜蜜煎导而通之。若土瓜根及大猪胆汁，皆可为导。"

意思是说，

阳明病本来就汗多，

现在若再发汗，就会导致津液亡失，甚至津液内竭，

再加上如果因为肾不行水，致小便自利，亡津液的情况就会更加严重，肠胃津液枯竭，大便就会变硬，

这种津液枯竭的大便硬，不能再用泻下法，

如果再用泻下法，越攻，津液越枯竭，

应该用蜜煎导来通之，让大便通过蜜煎导的润滑作用自己排出来，

大便排出，肠胃得到蠕动，津液也会慢慢回头的，

仲景说，如果没有蜜煎导，用土瓜根汁和大猪胆汁灌肠也可以。

《备急千金要方》卷十五脾脏方秘涩第六也提到土瓜根，其曰："治大便难方：单用豉清、酱清、羊酪、土瓜根汁灌之，立通。"

土瓜根性本黏滑，可润肠通便，

猪胆汁苦泻润燥，亦可润肠通便。

我常说，人体就像带有活塞的压力容器，

如果下部堵住了，上部也会因此不通，

如果下部堵住，但现在设法通了，根据压力容器原理，上部也会因此被疏通，

由此，如果我们把大便通了，小便和汗也会因此变得正常的。

另外，人体各种水路通道也如同河流小溪，

我们可以通过截流或者引流，把水引导到需要灌溉的农田。

同样的道理，肾司二便。

我们可以利小便来实大便，

也可以通利大便来调控小便。

如《伤寒论》第 203 条说："阳明病，本自汗出。医更重发汗，病已瘥，尚微烦不了了者，此必大便硬故也。以亡津液，胃中干燥，故令大便硬。当问其小便日几行，若本小便日三四行，今日再行，故知大便不久出。今为小便数少，以津液当还入胃中，故知不久必大便也。"

就是说，阳明病，法多汗。

本来自汗出，医生再继续用汗法，尽管身体在慢慢恢复，但烦躁一直存在，这是大便硬、便秘的原因，

是因为发汗使肠胃津液枯竭，而导致大便硬。

这时候医生应该问病人的小便，如果小便不多，每天只有三四次，而且今天还是一样的少，这时候就知道不久就会排大便，

这是因为津液没有走小便通道，而是走肠胃通道，

因此知道不久后就会有大便。

所以，前面《伤寒论》233条讲到的"小便自利"，是津液走小便，津液走小便后肠胃就会缺失津液，就会便秘，这时候就需要把津液导入大便，蜜煎导而通之。

蜜煎导方：食蜜七合。

上一味于铜器内，微火煎，当须凝如饴状，搅之勿令焦著。欲可丸，并手捻作挺，令头锐，大如指，长二寸许。当热时急作，冷则硬。以内谷道中，以手急抱，欲大便时乃去之。

就是用蜂蜜适量，在锅内熬煎浓缩，趁热取出，捻成如小指样二寸长的栓子，冷却后就会变硬，备用。

用时塞入肛门内，肠道功能得到改善，润滑而大便出。

孕妇、虚证、病后、老年、新产或因肠胃津液不足，大便秘结，体虚不适攻下者，特别适合使用蜜煎导。

土瓜根方（附方佚）。

猪胆汁方：大猪胆一枚，泻汁，和少许法醋，以灌谷道内。如一食顷，当大便出宿食恶物，甚效。

就是说，猪胆汁和少许醋一起，用导管灌入肠内，大概一顿饭时间，就会排出宿食恶物，

这种方法实际上是现代医学的灌肠疗法，

也是全世界第一个有记载采取灌肠的治疗方法。

《伤寒杂病论》除有纳入肛门的栓剂，还有纳入阴道的丸剂和坐药。

《金匮要略·妇人杂病脉证并治》曰："妇人经水闭不利，脏坚癖不止，中有干血，下白物，矾石丸主之。

矾石丸方：矾石三分（烧）、杏仁一分。

上二味，末之，炼蜜和丸，枣核大，内脏中，剧者再内之。

"蛇床子散方，温阴中坐药。"

蛇床子散方：蛇床子仁。上一味，末之，以白粉少许，和令相得，如枣大，绵裹内之，自然温。"

妇人月经不正常，子宫内有聚积物和干血等物，白带多，用矾石丸治疗。

矾石丸是用矾石三分，杏仁一分，磨成粉，蜜炼成枣核大，放入子宫内，严重的可以继续用，

矾石可消炎抑菌，驱水燥湿，对白带多等疾病有效。

妇人子宫寒凉，用蛇床子散加铅粉少许混合为枣般大小，包在棉布里，放进阴道内，常温即可，蛇床子散坐药可温宫，治下阴瘙痒不止等症。

但估计现代人很少用矾石丸了，因为现在药房里已有很多类似作用的便捷成药供选择使用。

矾石除用作丸剂外，还被仲景用作泡脚治疗脚气冲心。

《金匮要略·中风历节病脉证并治》曰："矾石汤治脚气冲心。矾石二两。

矾石汤方：上一味，以浆水一斗五升，煎三五沸，浸脚良。"

这里说的脚气不是指现代医学说的真菌感染引起的足癣，而是属于历节病的范畴。

《金匮要略·中风历节病脉证并治》曰："病历节不可屈伸，疼痛，乌头汤主之。乌头汤方，治脚气疼痛，不可屈伸。"

仲景说的脚气病，是由"痿病""痹证"等病证引起的脚疼痛或者不适，而

脚气冲心就是脚疼痛引起的心慌心悸等问题。

除以上栓剂、坐药和泡脚疗法外，仲景还有外洗疗法。

《百合狐惑阴阳毒病证治》曰："百合病一月不解，变成渴者，百合洗方主之。

百合洗方：上以百合一升，以水一斗，渍之一宿，以洗身。洗已，食煮饼，勿以盐豉也。

蚀于下部则咽干，苦参汤洗之。

苦参汤方：苦参一升，以水一斗，煎取七升，去滓，熏洗，日三服。"

《妇人杂病脉证并治》曰："少阴脉滑而数者，阴中即生疮，阴中蚀疮烂者，狼牙汤洗之。

狼牙汤方：狼牙三两。上一味，以水四升，煮取半升，以绵缠箸如茧，浸汤沥阴中，日四遍。"

用百合煮水洗身，治疗百合病兼渴证，

用狼牙汤洗下阴部，清湿热，杀虫，主下阴霉烂、阴中生疮，

用苦参汤熏洗前阴部，治疗下阴湿热邪毒。

关于苦参汤祛湿热，《金匮要略释义》亦曰："用苦参汤熏洗前阴病处，除湿热以治其本，则咽干自愈。"

临床中，苦参汤可用于外阴瘙痒、糜烂、溃疡、汗疱、顽癣外，还可以用于身上各种湿疹及瘙痒。

现在各药厂生产的苦参洗液还增加了黄柏、蛇床子、薄荷、冰片等药，加强了祛湿止痒的效果，效果不错。

仲景还有烟熏疗法。

《百合狐惑阴阳毒病证治》曰："蚀于肛者，雄黄熏之。

雄黄熏方：雄黄，上一味为末，筒瓦二枚合之，烧，向肛熏之。《脉经》云：病人或从呼吸上蚀其咽，或从下焦蚀其肛阴，蚀上为惑，蚀下为狐，狐惑病者，猪苓散主之。"

下阴部或肛门溃烂发炎，用雄黄熏之，

熏法是用雄黄一味，筒瓦两枚合拢成烟囱状，烧雄黄，烟从筒瓦冒出，熏之。

这种狐惑病都长在身体出口部，

往上就会腐蚀口腔咽喉，

往下就会腐蚀下阴肛门，

上部溃烂的谓之惑，

下部溃烂的谓之狐，

这病也属于现代医学的"白塞氏病"，被现代医学认为是一种全身性免疫系统疾病，属于血管炎的一种。

这种炎症侵害人体多个器官，包括口腔、皮肤、关节肌肉、眼睛、血管、心脏、肺和神经系统等，

主要表现为反复口腔和会阴部溃疡、皮疹、下肢结节红斑、眼部虹膜炎、食管溃疡、小肠或结肠溃疡及关节肿痛等。

仲景还有外敷疗法。

《中风历节病脉证并治》曰："头风摩散方，大附子一枚（炮）、盐等分。上二味，为散，沐了，以方寸匕，已摩疢上，令药力行。"

《疮痈肠痈浸淫病脉证并治》："病金疮，王不留行散主之。

王不留行散方：王不留行十分（八月八日采）、蒴藋细叶十分（七月七日采）、桑东南根白皮（十分，三月三日采）、甘草十八分、川椒三分（除目及闭口者，去汗）、黄芩二分、干姜二分、芍药、厚朴各二分。

上九味，桑根皮以上三味，烧灰存性，勿令灰过，各别杵筛，合治之为散，服方寸匕，小疮即粉之，大疮但服之，产后亦可服。如风寒，桑东根勿取之。前三物，皆阴干百日。"

头风摩散是用炮附子、盐各等份磨成粉，温水洗净头痛部位，再抹点水保持湿润，在患处抹上头风摩散，让药在头部发生祛风止痛作用，治疗各种头痛。

王不留行散可行气血、通血脉，治疗跌打损伤、溃破金疮可以用粉撒在创口即可。

仲景还有点药烙法。

小儿痦虫蚀齿方：雄黄、葶苈。上二味，末之，取腊月猪脂熔，以槐枝绵裹头四五枚，点药烙之。

治疗虫蚀牙，用雄黄、葶苈子二味，磨成粉，棉裹四五枝槐树枝浸泡下溶解了的肥猪油，再蘸上雄黄、葶苈磨成的粉，烙在蛀虫的牙齿上。

据文献记载，此法有医生试过，也甚效。

……

"伤寒阴易之为病，其人身体重，少气，少腹里急，或引阴中拘挛，热上冲胸，头重不欲举，眼中生花，膝胫拘急者，烧裈散主之。"（392）

——《伤寒论·辨阴阳易瘥后劳复病脉证并治》

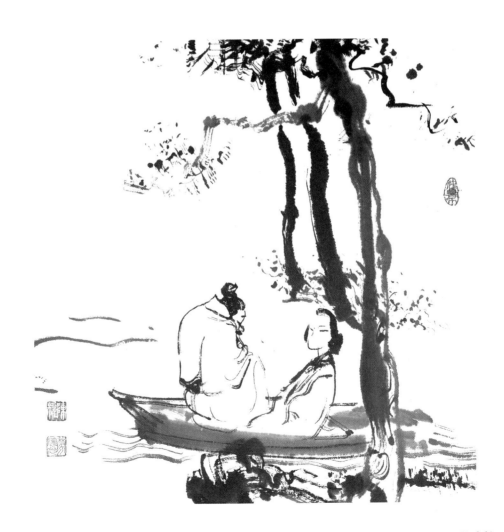

陈同学在经方学术交流群里发了一条信息，
说在古代，寡妇床头尘土也用来治病。

确实有此记载，
此说是记载在北宋唐慎微《证类本草》第四卷附录的"卷四（短集之）诸土有毒"里，只有一句话，曰："寡妇床头尘土，主人耳上月割疮，和油涂之，效也。"
我接着陈同学的话说，张仲景还用内裤烧灰治病。

《伤寒论》第392条曰："伤寒阴易之为病，其人身体重，少气，少腹里急，或引阴中拘挛，热上冲胸，头重不欲举，眼中生花，膝胫拘急者，烧裈散主之。
烧裈散方：妇人中裈近隐处，取烧作灰。
上一味，水服方寸匕，日三服，小便即利，阴头微肿，此为愈矣。妇人病，取男子裈烧服。"

条文意思是，伤寒病未好时，得了阴阳易这种病，病人身体沉重，气少短气，少腹抽筋拘急疼痛，或者少腹的拘急疼痛引到阴部肌肉紧张收缩，感觉有热从下冲向胸部，头重到抬不起来，头昏眼花，膝部以下的小腿拘挛不能自如，用烧裈散治疗。

"裈"[kūn]在古代是内裤的意思，
烧裈散就是剪下患者内裤靠近隐私的地方，烧成灰，放到清水里搅拌均匀，给患者服下。
有人开玩笑说古代的内裤都是棉织品，烧灰服用没有问题，现在很多内裤都是腈纶材料，是化学品，喝下去会中毒的。
……

何谓"阴阳易病"？

"易"是交换的意思。

古代就有以物易物，后来才出现货币易物，

女子得病叫作阳易，可以理解为被阳易，

男子得病叫作阴易，可以理解为被阴易，

这阴阳易病肯定是一种传染病。

伤寒病期间，或伤寒病还没有完全恢复，气血还虚时，夫妻同房，发生"阴阳易"这种病，

其中一方把病传给另一方，

被传的一方出现了身体重，气短、气不足、少气，少腹的部位拘急疼痛，有些会牵引到下阴绷紧抽筋痉挛，另外还有热上冲胸，头重到抬不起来，头晕眼花缭乱，膝盖以下的小腿也痉挛抽筋。

烧裈散在古代也许有治疗作用，至少有心理暗示的作用，

男女对方内裤烧灰有点祝由术的意思，祝由术是借符咒禁禳来治病的，

我小时就喝过烧成灰的符咒黄纸，烧成灰后放到有清水的碗里，搅拌服下，服后确实有自我暗示的作用，病也真的好了，

现实中，自我心理暗示力量抗击疾病，很多时候比服药效果还好。

阴阳易病的记载让后人有很多猜想。

现实中，像流感、霍乱、非典型肺炎、新冠肺炎等这些容易传染的疾病传染给他人后，基本上不会出现阴阳易这些症状，尤其是"引阴中拘挛"。

如果是流感传给对方，对方应该也是出现流感的症状，而不是阴阳易描述的这些症状。

况且，"阴阳易病"应该是在房事期间，或者房事刚刚结束出现的症状，不然不会要求服用"妇人中裈近隐处，取烧作灰"，也不会出现"引阴中拘挛"这些问题，如果是流感等传染性疾病传染后，应该是第二天后症状才明显的，不是在房事期间就马上被传染的。

因此，"阴阳易病"应该是我们现在很少见的疾病。

"阴阳易病"让我想起曾生活在缩阳症恐惧氛围中的小时候，

那时，我们所在的老家湛江，即雷州半岛，流行一种男女房事时急发的一种缩阳症。

发病时其中一方手足、乳房、阴茎、睾丸或阴囊突然内缩，患者不省人事，老百姓认为阴茎缩入腹内，如不及时召集众人鸣锣击鼓，拉住收缩的阴茎部位，再以姜汤灌之，就会有生命危险。

当地老百姓认为缩阳症是妖魔作怪，狐狸精附体，大都采用迷信方法，以赶鬼驱邪为防治方法，有些还传言是"天上仙女下凡搜集男人阴茎""狐狸精附体，使人闹缩阳"等。

缩阳症事件给当时的社会带来了恐怖气氛，人心惶惶，

人们烧香拜佛，鸣锣击鼓，大搞赶鬼活动。

我的老家是个渔港，每到傍晚都会有些渔民或蹲或坐在小码头相聚闲聊，

在那段时间里，缩阳症是他们聊得最多的话题，流行性缩阳症成为小镇人茶余饭后的可怕谈资。

我查阅一些文献资料，发现缩阳症确实曾经真实存在，

《海南医学》1991 年第 2 期、《海康文史》1985 年第 2 期都记载了这件事，当时还有人开展了"海南与和雷州地区流行性缩阳症患者调查"，主要是调查缩阳患者患病后的生活、精神及人格等问题。

海康是现在的湛江雷州市（县级市），

上面说的雷州泛指雷州半岛，也就是湛江地区，

湛江和海南紧挨着，一衣带水，语言文化和风俗基本相同。

文献记载，从 1984 年 8 月起，海南岛西南沿海发生流行性缩阳症，历时八月余，波及八县市。

1987 年 7 ～ 8 月间万宁县和乐、乐来及后安镇又发生一次缩阳症流行，此起彼伏，闹得人心惶惶，不可终日。

发病时男患者自感阴茎突然缩入腹内；女患者觉得阴户、乳房逐渐内陷。

发表在《海南医学》，署名为叶廷蔚、朱国钦的《海南岛流行性缩阳症流行病学调查》，报告该病罹患率为 3.2%，病者在 2000 ～ 3000 人，30 岁以下占85.8%，男性约占 80%。

有人认为缩阳症多因寒邪或湿热之邪侵犯引发，亦可因阴亏火旺诱发，与足厥阴肝经、督脉和肝、肾两脏关系密切。

并根据《素问·至真要大论》"诸寒收引，皆属于肾"、《灵枢·经筋》"足厥阴之筋……上循阴股，结于阴器……伤于寒则阴缩入"，认为"肝脉绕阴器入少腹""寒主收引"，故寒湿阻滞足厥阴肝经脉络，可致缩阴症，是与厥阴肝脉环绕生殖器并走入下腹的解剖生理有密切关系。

还认为肝之经筋受病，则可引起生殖器的病态反应，由于内伤（如房劳太过）则阴茎痿软不举，直中寒邪则外生殖器痉痛内缩。

1991 年 9 月，莫淦明主编的《流行性缩阳症》（广东科技出版社）详细记载了这种缩阳症，认为流行性缩阳症属于一种心理障碍疾病。

该书解释"流行性缩阳症"是指以一定社会及文化为背景，通过精神感应而传播的，是一种流行性心因性精神障碍。

害怕生殖器官缩入体内而致死的恐怖焦虑发作是它的临床基本特征，通常只发生于特定社会文化信念的人群之中，并以爆发性流行性形式出现。

患者以青少年居多，男女均可发病，一般男性较多。

这种恐怖性发作，通常持续半个小时左右，然后自然恢复，愈后良好。

流行性缩阳症的发生，不仅损害患者的精神健康，更主要的是在社会中产生集体的恐怖气氛，引起社会性不安，破坏社会正常秩序。

并可导致严重社会问题，故应积极进行防治。

虽然我们不确定阴阳易是不是流行性缩阳症，但可以肯定的是，阴阳易是一种传染病，

而且是在男女同房交合时容易得的病。

在这个条文中，仲景至少告诉我们，病还没完全好时，身体没有完全恢复时，不要急于床笫之事，尤其是在气血尚虚的情况下交合，不管是对方或者自己，都是容易染病的，

因为在房事交合时，身体处于松懈状态，毛孔在打开，很容易受到风寒之邪侵袭，房事交合时受到的风寒邪也会相对更深，治疗难度也会更大。

辑二　临证实验

汗出谵语者，以有燥屎在胃中，此为风也。须下者，过经乃可下之；下之若早，语言必乱，以表虚里实故也。下之愈，宜大承气汤。

——《伤寒论·辨阳明病脉证并治》

我用大承气汤给父亲治『新冠』

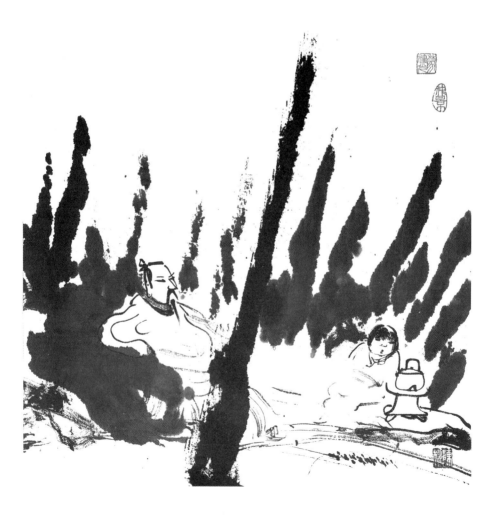

疫情放开管控后，新型冠状病毒感染像接力赛一样，传播很快就达到了峰值，

大部分国人都承受了一次感染和伤害。

有些人或发烧，或怕冷，或咳嗽，或呕吐，或纳差，或全身疼痛，

有些人的咽喉像吞刀子般剧痛，痛苦难堪，

有些人因洗澡受凉，症状再次复发，

有些人因又感风邪，症状再次复发，

有些人过服寒凉药，令脏器损伤而衰竭，

有些人患有基础病，致疾病演变为重症，

老人更是弱势群体，他们大多正气不足，感染或复发后凶险叠加，

感染的大部分人，跌跌撞撞，蹒跚地行走在也许还有变数的康复路上。

距离广州宣布解除临时管控（广州 2022 年 11 月 30 日宣布解除）后的第十天左右，我、妻子和两位女儿在广州，也陆续被感染，

我们也和大部分人一样，经过了非常痛苦的煎熬。

我的症状是极度怕冷，"打摆子"，全身痛，身体有时如同千般重，有时又万般轻，肝部揪着疼，寝食难安，痛苦极度煎熬时，还真有点三国曹植《说疫气》所描述的"鬼神所作"。

药店里，关于外感病的中西药被一抢而空，常用外感病的中药饮片也售罄，因此，抓药是来不及的，也无药可抓，

庆幸的是，家里有提前备好的一些中成药，有小柴胡冲剂、风寒感冒颗粒、藿香正气水、正天丸等，还有不需花钱的泡脚，我们全家就靠这些，基本一周慢慢好转了。

症状好转后，恰逢隆冬季节，我和妻子都因又感风寒而咳嗽，

于是我们设法搞到几剂"射干麻黄汤"服用，加上每天晒太阳、泡脚等，又一周多后，我们的咳嗽也才慢慢好转。

我们恢复后不久，在湛江老家的父母也陆续感染了。

首先是母亲感染，好在我提前给他们寄回了一些药，母亲有汗出发热，就喝我准备的桂枝汤加小柴胡冲剂，也每天泡脚，症状在第四天就基本消失了，在一周后痊愈了。

母亲还有个自己的"秘方"，就是每天坚持吃一到两个自己用醋泡制了几个月的大蒜头，她已坚持吃几年了，母亲认为这次恢复这么快，醋泡过的大蒜也起了很重要的作用，感染病毒发病期间也不停服。

另外，母亲非常认同泡脚，母亲自己总结，泡脚时水不能太烫，如果水凉了，再随时加热水，泡的时间要长，二十分钟到半小时，以发微汗为度，母亲说，这次病毒感染后天天泡脚，把她冬天脚凉问题也一并解决了。

母亲病好后，轮到父亲感染，

父亲的症状是全身不适，呕吐，吃什么吐什么，我远程交代喝的小柴胡冲剂和藿香正气水也全部吐了出来，但不见发热，估计他正气已虚，热也发不起来了。

在父亲感染症状严重时的第四天左右，他早上起床时，因为头晕，左侧头着地、从床上摔到地上。他事后描述，摔跤后马上就清醒了（可能是摔跤前有些昏迷状态），清醒后父亲马上打电话给在另外一个房间的母亲来帮忙。

父亲摔跤当天，还是吐，在镇卫生院上班的邻居小哥来探望，并拿来了一瓶叫作"奥美拉唑肠溶胶囊"的西药，邻居小哥诊断我父亲为慢性胃炎，说他本人也是慢性胃炎，经常反酸呕吐，就是靠长期服这个药维持的，他还交代我父亲服这药第二天如果还没有好，再去卫生院打点滴。

我远在广州，在当天晚上 7 点多，听到父亲这些描述后，感觉事态严重，如果真当胃炎治疗，第二天再去打点滴，事情就不可控了，而且，父亲吃什么吐什么的问题，我远程也解决不了。

于是，我马上决定连夜驾车回老家，

晚上八点出发，凌晨两点到家，到家时，我只打电话给母亲让其开门，没打

搅父亲。

第二天天还没亮，我就来给父亲把脉，

父亲脉促且洪大，

问诊，父亲一直说肚子痛，他认为是胃痛，我触摸疼痛处，是大肠部位，左侧大肠鼓起来硬硬的，拒按，我马上判断是堵大便了，加上他说几天没有大便，想拉也拉不出来，喝什么吐什么的症状，我更加确定是堵大便了。

《伤寒论》第 249 条曰："伤寒吐后，腹胀满者，与调胃承气汤。"

《伤寒论》第 250 条曰："太阳病，若吐、若下、若发汗后，微烦，小便数、大便因硬者，与小承气汤，和之愈。"

《伤寒论》第 254 条曰："发汗不解，腹满痛者，急下之，宜大承气汤。"

于是，我当机立断，马上去镇里最早开门的药店抓承气汤，因为父亲腹痛拒按、大便堵得很厉害了，所以决定急下之，予大承气汤。

药方：厚朴 40 克，枳实 30 克，大黄 20 克（后下），芒硝 15 克（为一次量，其他药为两次量，服时芒硝和汤溶解均匀服用）。

《伤寒论》第 217 条亦曰："汗出谵语者，以有燥屎在胃中，此为风也。须下者，过经乃可下之；下之若早，语言必乱，以表虚里实故也。下之愈，宜大承气汤。"

条文意思是，太阳病汗出，汗出后谵语乱说胡话，谵语是因为有燥屎热结在肠子里，汗出是因为风寒表邪。要泻下的，需要等表证解除才能泻下。如果泻下过早，就会表邪下陷攻心而谵语乱说胡话，这些都是因为表虚里实的原因。最后只剩下里实的，泻下就好了，宜大承气汤。

父亲发病时，其实是有些仲景描述的堵大便而"谵语"混乱了，有点说胡话的表现，也因昏迷状态而头着地跌倒。

此刻用大承气汤也是感染快一周了，符合仲景要求的"须下者，过经乃可下之"时间已过了《伤寒论》第 7 条"发于阳，七日愈；发于阴，六日愈"的六七日时间，也就是仲景说的"过经"，即过了经络循行全身一周的时间。

如果一开始感染病毒就马上攻下，就会虚其里，致虚上加虚，现在是在感染症状后快一周攻下，正是时机，我回来照料父亲，对父亲来说，是最大的安慰，父亲也很配合服药。

大承气汤很快就煎好了。

有意思的是，父亲服什么吐什么的情况下，服下大半碗大承气汤后一点吐的感觉都没有，父亲也很好奇为什么喝这药就不会吐，我就跟他解释说有些药是往下行的，有些药是往上行的，这个药是往下行，就不会吐了。我还跟父亲说，你不是胃炎，而是堵大便，我给你服的是泻药，服药后两小时内会大便。

父亲听我解释后，也开始同意是堵大便了，因为他本有腹痛，有便意但大便难出，有深刻的切身感受。

服大承气汤后一小时，父亲肚子开始感觉在动，且有屁排出，一个半小时，父亲开始有便意，上厕所不久就排出了大便，但第一次排得不多。

父亲说排得还不够爽，我说你年龄大了，不能排得这么猛。

到了下午，父亲又排了两次，用他的话说，舒服了，这次彻底排干净了。

通大便后的第二天早上，我给父亲把脉问诊。

父亲反馈昨晚身体非常难受，好像有块石头压在胸部一样，父亲以为那是肝，其实那是心肺部位，但早上症状消失了。

脉没有昨天的洪大了，脉和缓了，我知道父亲病毒转阴了，扛过来了，病情开始向好的方向发展。

于是，我继续让父亲服小柴胡冲剂巩固，也服桂枝汤调和营卫，再加生脉饮口服液补气阴（加热服，每次两瓶，每天 3 次），加衣被加强保暖，再加每天泡脚到微汗以促进气血流通、晒太阳温补阳气、热水袋敷后颈风池、风府穴和敷腹部驱寒温阳等。

到通大便后的第三天，父亲胃口开始好了起来，主动想吃东西，胃气回来了。

到我回老家的一周后，76 岁的父亲，可以骑着电动单车去码头赶集买鱼了。

父亲这次病毒感染后发病凶猛，

在他最痛苦时，都担心自己扛不过去了，跟我交代后事，告知我家里地契放在什么地方，存折密码多少，交代如果他走了，让我联系谁处理鱼塘的事情等（父亲 76 岁了，还在打理着四口海水鱼塘，养殖石斑鱼），并让我记下了要联系的人和处理的事。

可想而知，父亲曾承受的病毒伤害是何等的痛苦，痛苦到要交代后事。

但是，在我的照料下，在我所学的帮助下，在老祖宗留下的中医药宝贵经验的保护下，父亲恢复得非常快，比我和妻子恢复得还快。

父亲染病过程中，一位长辈亲戚来电问父亲病情，我汇报说刚刚给父亲服用了四包小柴胡冲剂，正在睡觉。长辈马上质疑我，认为小柴胡冲剂说明书写着"一次 1 ～ 2 包"，怎么给父亲服 4 包，老人家怎么受得了。我被数落了一番，和长辈对话，我只能是聆听，不做反驳，我们认识不同，反驳也无意义。

事实上，这位长辈和很多老百姓都不知道，就算是用整盒（10 包）小柴胡冲剂，也比不上汉代张仲景《伤寒杂病论》原方"柴胡八两，黄芩、人参、生姜、炙甘草各三两，半夏半升，大枣十二枚"的原剂量，临床中，如果药量达不到，是达不到治疗效果的，说明书写着"每次 1 ～ 2 包"，是药厂出于自己的安全责任考虑，对于医者，小柴胡冲剂该服多少包，全在掌控之中。

说起小柴胡汤，让我想起一次小柴胡汤解决酒后不适的亲身体验。那次因为团建和同事喝了不少酒，第二天，在酒店里头痛不适，腹部堵，便不出来，我就临时买了一盒小柴胡冲剂，用了大约 600mL 的水冲了 6 包，热服，服下后，不久大泻，宿食全部排了出来，泻完后身体还微微出汗，然后头痛解除，身体轻松，让我深深体会到《伤寒论》第 230 条小柴胡汤证说的"……可与小柴胡汤，上焦得通，津液得下，胃气因和，身濈然汗出而解。"尽管这是题外话，但提到小柴胡汤，不禁和大家分享此案。

另外一位从事西医的长辈，也来电问父亲病情，听说父亲头着地摔倒了，他即刻提出，要我给父亲马上服一粒安宫牛黄丸预防中风，我解释说暂时没有见到中风的迹象，且现在正感染病毒，身体虚寒，不宜服用偏寒凉的安宫牛黄丸，我和长辈的聊天也因此草草了之。

事后，我在想，如果不是我对自己所学自信，如果不是信念坚定，我可能会被这两位亲戚长辈影响，也许会因为他们的质疑只给父亲服用 1 ～ 2 包小柴胡冲剂而致剂量不够，治疗无效，或听建议给父亲服用安宫牛黄丸，酿成恶果。

……

疫情期间，民众恐慌，"秘方"横飞，

尤其是有条为"感染到新冠病毒特别秘方"的信息和截图，传遍了整个广东南部地区的微信群和朋友圈，这特别秘方其实是"黄芩、黄连、黄柏"三味药，即清热解毒的三黄汤。

还有人诊断新冠病毒感染为《金匮要略》狐惑病描述的"状如伤寒，默默欲眠，目不得闭，卧起不安……不欲饮食，恶闻食臭，其面目乍赤、乍黑、乍白。蚀于上部则声喝"的甘草泻心汤证。

当然，临床观察到，更多的是葛根汤、麻黄汤、桂枝汤、小青龙汤、小柴胡汤、射干麻花汤等汤证或合并症。

但这次回老家照料父亲，给父亲治新冠肺炎，让我没有想到的是，给父亲开的唯一饮片药方竟然是通大便的大承气汤。

正所谓"肺与大肠通表里"，大便通后，尽管当天晚上父亲还有石头压心肺的感受，但没有任何肺部感染的迹象，也不咳嗽，

肯定是大承气汤起了很重要的作用。

事后，我跟师父杨宏志教授和袁青教授都分享此事，

两位师父都说："人之行，莫大于孝。""恭喜你利用所学，救了自己父亲一命，这是最大的孝，也正应古人所云：'不知医者，为不孝也。'"

发汗，若下之，而烦热胸中窒者，栀子豉汤
主之。（77）

——《伤寒论·辨太阳病脉证并治中》

「栀子豉汤」
治胸闷

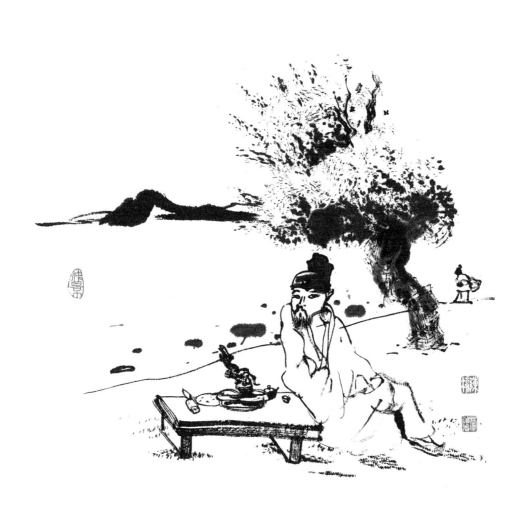

父亲胸闷，

感觉烧心，有东西顶住咽喉，

还兼有睡眠差，烦躁。

我开了柴胡加龙骨牡蛎汤、旋覆代赭汤合方，

服药后睡眠改善，

但胸闷、有东西顶住咽喉和烧心的感觉还存在。

我思量再三，在原方的基础上再加上了栀子豉汤，

服药后，父亲胸闷、有东西顶住咽喉和烧心的感觉立刻改善。

从这开始，我对栀子豉汤的栀子、豆豉，这两味简简单单的药产生了特别的
情感。

《伤寒论》第76条曰："发汗后，水药不得入口，为逆。若更发汗，必吐下
不止。发汗、吐下后，虚烦不得眠。若剧者，必反覆颠倒，心中懊憹，栀子豉汤
主之。若少气者，栀子甘草豉汤主之。若呕者，栀子生姜豉汤主之。

栀子豉汤方：栀子十四个（擘），香豉（绵裹，四合）。

上二味，以水四升，先煮栀子，得二升半，内豉，煮取一升半，去滓，分为
二服，温进一服，得吐者，止后服。"

以上栀子汤的"栀子十四个（擘）"的"擘"［bāi］，同"掰"，

意思是说栀子煎煮需要掰开或碾碎，

如果不掰开，因为栀子的籽包裹在里，就不容易煎煮出味。

仲景方里，除栀子要求"擘"之外，

仲景用大枣，即大枣（红枣）也要求"擘"。

但我发现不管是生活中老百姓用红枣煮汤煮粥，还是熬药，大多不了解红枣需要掰开。

在这里特别提出，我们用红枣不管是泡酒，还是膳食，或是熬药，最好掰开去核，或碾成枣泥，这样才会出味，药材利用才最大化。

从以上仲景条文和附方，我们看到，

发汗后，又吐下，就会令胸膈津液亏虚，

津液少了就会化热，虚热烦躁，翻来覆去难以入睡，心中懊恼，非常不舒服，这个时候可以用栀子豉汤治疗。

栀子清除虚热，

豆豉为发酵加工品，解表、除烦，开胃补充津液，

两药配合，相得益彰。

虚烦心中懊恼兼气不足的，在栀子豉汤的基础上加甘草补气，仲景说的补气其实就是补津液，加甘草后变成栀子甘草豉汤；

虚烦心中懊恼兼有呕吐的，在栀子豉汤的基础上加生姜止呕，变成栀子生姜豉汤；

虚烦心中懊恼兼有腹满的，去豆豉加厚朴、枳实，行气消满，变成栀子厚朴汤；

虚烦心中懊恼兼有胸阳不足，导致烦躁发热，去豆豉加干姜温阳，变成栀子干姜汤……

仲景经方，有些药是专病专药。

附子的振奋阳气，

旋覆花的和胃降逆，

人参的补津液、解大渴，

葛根的去项背强，

半夏、生姜的止呕，

柴胡主半表半里，

茵陈的去黄疸湿热，

栀子的去胸膈虚热、解虚烦。

不久前，有位师兄为了写论文，熬夜导致虚热，烦躁难入睡，他想到滋阴下火。

于是吃了六味地黄丸，不见收效，

找我探讨。

我让他停服六味地黄丸，改为泡栀子水当茶饮试试，

数日后，睡眠大大改善，一周后身体状态恢复正常。

六味地黄丸出自宋代太医钱乙所著《小儿药证直诀》，由熟地黄、酒萸肉、山药、牡丹皮、茯苓、泽泻"三补三泻"六味药组成，本来是用来治疗小儿发育五迟（立迟、行迟、齿迟、语迟、发迟）的方子，后人却多用它来滋补肾阴。

六味地黄丸滋阴可以，但去上焦虚热，还得栀子。

关于栀子的除烦去热，很多名家有专门的论述。

刘元素曰："栀子轻飘而象肺，色赤而象火，故能泻肺中之火。其用有四：心经客热一也，除烦躁二也，去上焦虚热三也，治风四也。"

朱丹溪曰："栀子泻三焦之火，及痞块中火邪，最清胃脘之血。其性屈曲下行，能降火从小便中泄去。凡心痛稍久，不宜温散，反助火邪。故古方多用栀子以导热药，则邪易伏而病易退。"

王好古曰："栀子本非吐药，为邪气在上，拒而不纳，食令上吐，则邪因以出，所谓'其高者因而越之'也。或用为利小便药，实非利小便，乃清肺也。肺清则化行，而膀胱津液之府，得此气化而出也。本草言治大小肠热，乃辛与庚合，又与丙合，又能泄戊，先入中州故也。仲景治烦躁用栀子豉汤，烦者气也，躁者血也。气主肺，血主肾，故用栀子以治肺烦。"

除栀子，豆豉在栀子豉汤里也扮演着重要的角色，

仲景除热的同时不忘补虚补津液，

豆豉是味很好的开胃补津液药。

豆豉也是大多数家庭厨房必备的家常菜肴调味料，

我们家族世代传承下来一个传统习惯，

每到大年初一，全家人须一起斋戒，直到大年初三才可开荤，

斋戒素食时，主菜是豆豉焖豆腐。

豆腐起锅前再加点生蒜和土榨花生油，起锅后全家围成一桌，其乐融融，

豆豉焖过的豆腐味道厚重，豉味浓香，好吃下饭，

因为从小就养成了吃豆豉的习惯，于是，每次蒸鱼、蒸排骨和炒菜，都喜欢加点豆豉，开胃可口，百吃不厌，

也因此，每次驾车路过盛产豆豉的阳江市时，我都会逗留片刻，为的是可以捎上几盒以传统方法酿造、风味独特的地道阳江豆豉。

食用豆豉和入药豆豉加工不一样，

食用豆豉是以黑豆或黄豆为主要原料，利用毛霉、曲霉或者细菌蛋白酶的作用，分解大豆蛋白质，

达到一定程度时，用加盐、加酒、干燥等方法抑制酶的活力，延缓发酵过程而制成。

入药豆豉名为"淡豆豉"，

现代炮制方法是取黑大豆洗净，另取桑叶、青蒿，加水煎煮，滤过，将煎液拌入净大豆中，等待吸尽后，置蒸药锅内蒸透，取出，稍晾，再置容器内，用蒸过的桑叶、青蒿渣覆盖，在 25 ～ 28℃温度、相对湿度 80% 条件下，闷至发酵并长满黄衣时，取出，除去药渣，加适量水搅拌，置容器内，保持 50 ～ 60℃温度，再闷 15 ～ 20 天，至充分发酵，有香气逸出时，取出，略蒸，干燥。

大豆每 100 千克，用桑叶、青蒿各 7 ～ 10 千克。

《本草纲目》对其炮制方法有具体的记载，曰："造淡豉法，用黑大豆二三斗，六月内淘净，水浸一宿，沥干蒸熟，取出摊席上，候微温，蒿覆。每三日一看，候黄衣上遍，不可太过。取晒簸净，以水拌干湿得所，以汁出指间为准，安瓮中，筑实。桑叶盖，厚三寸，密封泥，于日中晒七日，取出，曝一时，又以水拌入瓮。如此七次，再蒸过，摊去火气，瓮收筑封即成。"

仲景以栀子色赤味苦入心，清心热而治烦，

香豉色黑味咸，入肾而治躁补虚，

除烦、去燥而补虚，栀子豉汤，是也。

胸痹之病，喘息咳唾，胸背痛，短气，寸口脉沉而迟，关上小紧数，栝蒌薤白白酒汤主之。

——《金匮要略·胸痹心痛短气病脉证治》

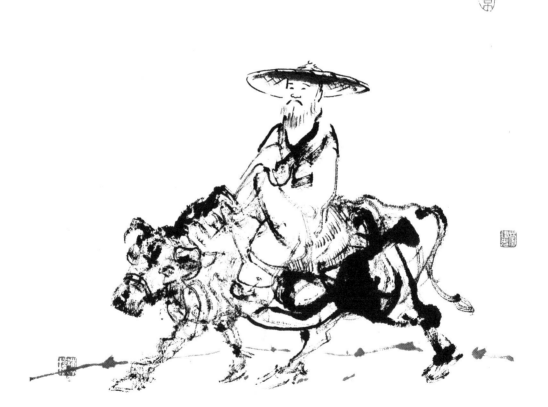

提到陈大哥，

不得不提陈大哥的哥哥。

陈大哥的哥哥曾是我们当地小镇的武术名人，

20 世纪 80 年代左右，年轻的他据说去过很多地方踢馆，很少输的，名声大噪，无人不知。

但很遗憾，天妒英才，

他哥哥四十多岁的时候就开始身患重疾，先是肝的问题，后来又出现肠的问题，手术后，五十岁时离世，留下孤儿寡母，坚强生活。

陈大哥今年 53 岁，说自己有肺磨玻璃结节半年了，

几年前曾因胸胁疼痛，去医院检查发现胆囊结石和胆囊肿大，

中西医结合治疗后有所好转。

2017 年 12 月因胸胁再次疼痛，检查发现胆囊萎缩，

后在医生的鼓励下做了胆囊切除手术，之后每年都有体检。

去年春节期间，他觉得胸胁和背部又开始痛，

于是做了 CT 检查，

发现肺部有肺磨玻璃结节灶，就开始了断断续续服用西药治疗。

6 个月后复查，

发现磨玻璃影增大，

前几天右边肋骨部位疼痛，

吃了西医开的一些抗生素类消炎药，

现在还觉得闷痛，兼有气短乏力，爬几层楼梯就觉得累和气喘。

他过去还患有过敏性鼻炎，发作时鼻涕呈白色块状，

兼有内痔，痔疮有时会出血，

因担心有直肠疾病做过两次肠镜检查，最近的肠镜检查是去年年中，

平日里经常口臭，

尿酸偏高，可到 528μmol/L。

问诊无寒热，

有时会口干，但口不苦，

汗大，胃口好。

大便每天 2～4 次，溏稀，不成型，

大便里经常可以看到青菜丝和没有消化的食物，

自述消化不好可能是胆囊切除影响，

饮水多时，小便就多，早尿有点黄，但饮水以后，颜色会变淡。

每天晚上 12 点左右睡觉。

容易入睡，睡眠质量好，早上 6～7 点醒来，

晚上饮茶多才有夜尿，

近期还有点头痛头晕，

舌暗淡，苔薄白，舌底络脉血管胀满，有瘀血……

这是第二次在医院外遇见因为肺磨玻璃结节而求助的病案了。

上一次是去年，在某体检中心参加公司统一体检，

体检时我主动跟体检医生说自己是一名中医，知道自己身体没有问题，

这位外科体检医生是一位 75 岁的返聘老西医，

曾是大学职工医院的医生，现在还住在大学校园里，

他听我说我是中医后，主动关上体检室的大门，拉住我，伸出舌让我看，跟我分享他十年前查出肺磨玻璃结节，进行中西医治疗的曲折故事，问我有什么好办法。

体检医生变成了我们的患者，

这件事让我特别有感触，

生命就是这么奇妙，

你永远不知道，下一秒会发生什么，又会遇见谁。

这位老西医提出，肺玻璃结节就不管了，

现在最希望解决的是舌苔白厚和手脚怕冷问题，

后来，我以柴胡加龙骨牡蛎汤合通脉四逆汤加减，解决了他的舌苔白厚、睡眠差及手脚冷问题，

为了感谢我，他还专门给我送来他和老伴在大学校园亲自养的天然蜂蜜。

肺磨玻璃结节，这是现代医学的一个病名，

是指 CT 影像上，肺部出现像磨砂玻璃质地、密度轻度增高的云雾状淡薄影。

肺磨玻璃结节中的磨玻璃成分对应的是病理上的鳞屑样生长方式，

异常增生的上皮细胞，或分化良好肿瘤细胞，以鳞屑样方式生长而形成影像上的磨玻璃影。

具体表现为增生的细胞沿现有的结构和肺泡壁共同生长而不侵犯基质、胸膜或血管，保持完整的肺泡结构，基底膜仅有轻度反应，

它打破了恶性肺部肿瘤生长或倍增的"两年定律"，

不遵守 PET 检查 SUV 值增高的规律，

表现为非常明显的惰性生长的特点，直径倍增时间可长达 3 ～ 5 年。

现代医学认为，判断一个磨玻璃样结节会不会癌变，须结合其大小、密度，以及在磨玻璃样结节的中央有无高密度影像、有无空泡征象及血管征象等。

如果结节伴有明显分叶、空泡、胸膜凹陷征或明显实性成分的肺磨玻璃结节，则提示可能是恶性病变；

如肺磨玻璃结节增大，病灶密度变实，或兼有肿瘤微血管 CT 成像征时，提示恶性病变；

治疗过程中病灶消散或明显缩小者考虑炎症反应可能。

根据相关数据统计，约有三分之一的肺磨玻璃结节会消失，

三分之一会长期不变，

三分之一会转变成癌，

因此，不是所有的肺磨玻璃结节一定转变成癌。

陈大哥很担心，

担心自己的"肺磨玻璃结节灶"会恶变，

但他抗拒做进一步的确诊检查，

他说他看到身边有几个人得了肺癌，从发现到手术到化疗，几个月时间就走了，最后是人财两空。

他对手术和化疗的效果非常悲观，并在四处寻找合适的中医，

并表示，除去做 CT 检查结节大小外，治疗就全交给中医了，哪怕是确诊恶变也不会去看西医，更不会做手术和化疗。

陈大哥被西医诊断为"肺磨玻璃结节"，

但在中医这里，就不是这么看了，

"肺磨玻璃结节"就像扁桃体发炎一样，只是身体异常的一个信号，一个点的反应，到底根源问题出现在哪里，还需要辨证溯源，再处方治疗。

根据陈大哥切除过胆囊、胸胁疼痛、长期便溏等症状，

我诊断为少阳太阴合病，还兼有胸痹、瘀血、痰郁，并往这个方向治疗。

初诊处方为小柴胡汤加减：柴胡、黄芩、姜半夏、党参、干姜、炙甘草、牡蛎、茯苓、白术、桂枝、桃仁、泽泻、皂荚、天花粉。自煎五剂，每日一剂，日三服，饭前后一小时服。

方中小柴胡汤和解少阳、通调三焦水道，调和肝脾。

理中汤实脾、理中焦，加牡蛎软坚散结。

加茯苓、白术祛湿除饮、止大便溏稀。

加桂枝、桃仁复阳、活血化瘀。

加泽泻、皂荚下水、祛痰化饮。

加天花粉增加津液、解渴，协小柴胡汤通调水道。

五天后，二诊。自述服药第一天，可能没有适应，出现拉稀。然后自己吃了几片盐酸小檗碱片，拉稀止住了。

第五天大便开始改善，成条状。自认为因为做过胆囊手术，消化不好，导致之前大便一直每天 2～4 次，稀烂为主，现在大便开始成形，感觉不错。但大便

时肛门有灼热感，放屁多。

　　胸部痛还没有完全缓解，而且以往胸口疼痛是左边，现在右边也出现隐痛、钝痛了，但不是很重，可以承受，左肋及肩背后疼痛有缓解。

　　二诊处方：柴胡、黄芩、姜半夏、党参、干姜、炙甘草、白术、黄连、苍术、茯苓、厚朴、菖蒲、川芎、牡蛎、瓜蒌实、皂荚、薤白、桔梗。自煎五剂，每日一剂，日三服，饭前后一小时服。

　　二诊处方是在原方基础上去桂枝、桃仁、泽泻，易川芎，减轻活血化瘀及下水力度。

　　加厚朴、菖蒲行气，

　　加瓜蒌、薤白主胸痹，

　　配桔梗祛痰。

　　经过十天的中药治疗，陈大哥大便有所改善，次数减少但还是偏溏，

　　有少量放屁，每天几次放屁，但比之前减少。

　　左边肋骨及肩背还痛，但疼痛变得比较轻，

　　今早右边胸口有迫闷感，但胸口痛缓解。

　　三诊处方：柴胡、黄芩、姜半夏、党参、干姜、炙甘草、白术、茯苓、川芎、牡蛎、瓜蒌、皂荚、薤白、桔梗，加 200mL 纯粮乡下米酒同煮。自煎五剂，每日一剂，日三服，饭前后一小时服。

　　经过 15 天治疗，陈大哥反馈左右肋骨及肩背疼痛减轻，偶尔痛，

　　但大便还是溏有气泡，每日有几次放屁，

　　自述可能因为尿酸高（去年检查 528μmol/L）脚面掌有痛风但是没肿，

　　不知吃了什么，今早腹痛腹泻，今天第三次泻水样了，舌淡苔薄白。

　　四诊在原方基础上加附子桂枝行阳主痛风，加厚朴、生姜行气。

　　处方为：柴胡、黄芩、姜半夏、干姜、炙甘草、苍术、当归、牡蛎、瓜蒌、皂荚、泽泻、炮附子、桂枝、厚朴、生姜。自煎七剂，每日一剂，日四服，饭前后一小时服。

　　就这样，半年多以来，以柴胡汤为基础，每周一方。

选择柴胡汤为主少阳，

太阴脾虚选择理中丸（汤），

胸痛选择栝蒌薤白白酒汤、栝蒌薤白半夏汤、枳实薤白桂枝汤，

随证加减化裁一些活血化瘀及祛痰化饮药。

半年后，陈大哥大便成形了，胸背部也不痛了，

我跟他说长期服药是件很有挑战的事情，现在既然无大碍了，先停药一周观察下看看，他不太情愿地答应了。

三天后，他告诉我胸部又轻微痛了，

我判断他这可能是情绪压力紧张导致，我说再观察几天再说，

再过三天。他又告知我咽喉痒，咽喉好像有痰有东西堵住一样，让我开方。

于是，拟方：姜半夏、厚朴、茯苓、生姜、苏叶、麦冬、党参、甘草、粳米。自煎四剂，每日一剂，日三服。

这是半夏厚朴汤合麦门冬汤化裁加减，

取其散结解郁、润肺化痰、养阴补虚之功。

《金匮要略·妇人杂病脉证并治》曰：“妇人咽中如有炙脔，半夏厚朴汤主之。”

《金匮要略·肺痿肺痈咳嗽上气病脉证并治》曰：“大逆上气，咽喉不利，止逆下气者，麦门冬汤主之。”

半夏厚朴汤常用于治疗因情志不遂，肝气瘀滞，痰气互结，停聚于咽，以咽中似有梅核阻塞、咯之不出、咽之不下、时发时止为主要表现的“梅核气”，整方具有行气散结、降逆化痰之功效。

麦门冬汤为治燥剂，具有清养肺胃、降逆下气之功效，主治虚热肺痿乃肺胃阴虚，气火上逆。临床常用于治疗慢性支气管炎、支气管扩张、慢性咽喉炎、尘肺（肺尘埃沉着病）、肺结核、肺结节等属肺胃阴虚，气火上逆者。

服药四剂后，陈大哥反馈所有疼痛和咽喉不适全部缓解，

并表示好奇中药怎么这么神奇有效，

我跟他沟通说，你可能是心理压力过大，导致痰饮郁堵。

《内经》曰："忧伤肺。"

生活中如果长期处于焦虑，忧虑过多，也会牵连到肺。严重者会得肺疾，生活要放松，不要那么紧张。就会少些问题发生了。

从那后，陈大哥开始尝试放下紧张和压力，控制饮食，继续定期服用中药，开始学习过着简单平淡的慢生活。

……

10 个月后，也就是今年 5 月 22 日，陈大哥再去做 CT 检查，检查结果为 "原右肺中叶内测磨玻璃密度影未见显示"，陈大哥的 "肺磨玻璃结节" 消失了。

结果出来后，陈大哥第一时间打电话告知我，从电话里我感受到他劫后重生的激动。

这是他对中医的信任，及这 10 个月以来坚持服中药治疗的结果，我恭喜他，为他高兴。

负责为陈大哥做 CT 的县人民医院的影像科陈主任是陈大哥的好友，他非常惊讶，从第一次 CT 检查发现肺磨玻璃结节，到再次检查发现增大，都是陈主任亲自操作检查的，发现增大后的西医治疗也是陈主任提出方案和建议的。

现在玻璃结节不见了，在陈主任从业这么多年是很少见的，尤其是中医治疗的，从未见过。

影像科陈主任马上问陈大哥的治疗过程，让陈大哥推送我的微信给他，后来得知，陈主任也有结节，希望我也帮他看看。

阳明中风，脉弦浮大，而短气，腹都满，胁下及心痛，久按之气不通，鼻干，不得汗，嗜卧，一身及目悉黄，小便难，有潮热，时时哕，耳前后肿，刺之小瘥，外不解，病过十日，脉续浮者，与小柴胡汤。（231）

——《伤寒论·辨阳明病脉证并治》

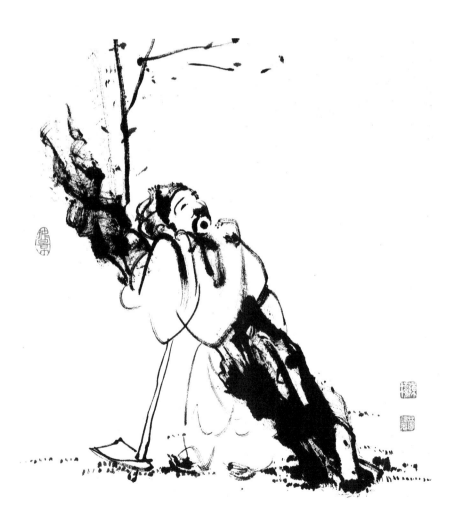

他，是我在农场读书时的同学，
毕业后来到广州打拼，置业娶妻生子，生活算是小康。

他看起来很痛苦，
主诉耳后肿 40 余年，
病史要从他小时候说起。

小学二年级始，
他耳朵后经常肿，伴有疼痛，肿得越大疼痛越厉害，
在小学阶段肿痛频率很高，每隔一段时间就会发作一次。
家人为了他的病，四处奔医，
除在医院治疗外，家人还找了一些民间中医治疗过，
曾用过一些偏方，
其中一个偏方是用扫把头煮水喝，但不见好。
长大后听人说抵抗力好了病就会好，
后来就没怎么特别治疗和理会了。

小时候他所在的乡下很多人得过耳前后或脖子肿痛的疾病，
也有专门的人治疗这种病，
是用一些草药剁烂加鸡蛋白敷在患处皮表上。
一段时间后皮肉就会溃破，里面的脓液就会流出，或者结核就会掉出，
干净后又换另外一种草药继续敷，
一段时间后伤口就会收口，直至痊愈。
这种拔毒生肌疗法，患者非常痛苦，伤口很痛。
他说有个邻居治疗过程中因为痛，呻吟声隔着几座平房都能听到，

痛苦的声音在夜里尤其令人发怵。

他描述的这种脖子上的病，其实是西医所说的甲状腺多发结节或淋巴炎症，属于中医"瘿病、瘿肿、瘿瘤"等范畴，

丹道医家张觉人先生编订《外科十三方》就具体记载了这种拔毒疗法，

在缺医少药的年代，在一些偏远的地方民间，也很盛行这样的治疗方法。

到了初中，他耳后肿的次数少了很多，

毕业工作后肿痛得次数更少了，有时候隔很多年才肿痛一次，其中 30 岁左右时，肿过 2 次，近两年也肿过 2 次。

他说感觉发脾气时，情绪激动时最容易发病。现在年龄大了，可能体质差些了，耳朵后又开始肿了，还伴有听力下降，

他还提到他堂哥，小时候也是耳朵后肿，

有次晚上肿得很大很高，像个拳头一样，第二天就变硬了，硬到手都按不下去，

堂哥前几年又肿过一次，那次也很严重，后来经人推荐去做了艾灸，

艾灸后肿块没有继续变大，但在耳后和脖子上却摸到了很多淋巴结节。

平日里我同学他偏恶寒、怕风，

容易出大汗，静坐着不开空调冷气也容易出汗，无盗汗，

烟酒过多时会口干，早上起来口苦，胃口好特别能吃。

大便每天早上算是准时，但大便稀烂为主，

小便一直都偏黄，无夜尿。

习惯晚睡，一般 12 点后才去上床睡觉，经常失眠，

不喝酒的时候更不容易入睡，没有做梦，睡着后感觉睡得很沉，身重。

五年级时他曾做过扁桃体切除手术，

长大后，除耳后肿外，身体其他无异常，所以也很少去看医生，

去年犯过胃出血，拉黑大便，

可能是跟喝酒过多有关，后来吃过些中药加休息就好了。

他的面色偏黯，脸部有零散的黑斑，

耳后部及耳后下部肿凸起来很高，左边耳比右边耳严重，

触摸肿处时，会自我感觉有一条神经在痛，一周前西医检查说是淋巴发炎，开了些消炎药服用无效。

舌暗滑利、苔白厚腻，舌下络脉瘀血，指甲暗、无月牙、甲不平整，

左右脉均沉弦紧、偏细。

我建议他服中药的同时也来针灸治疗，

耳后有个经外奇穴，叫"耳后发际"穴，出自《备急千金要方》，

位于耳郭后下方发际边缘，颞骨乳突下缘翳风穴与完骨穴凹陷处，

主治瘰疬，瘿瘤，甲状腺肿，淋巴结肿大，耳鸣，颈项强直，面神经麻痹，近视，失眠等。

《备急千金要方》曰："灸两耳后发际一百壮。""一切瘰疬，灸耳后发际直脉七壮。"

《外台秘要》亦曰："灸耳后发际，有一阴骨，骨间有一小穴，亦有动脉，准前灸，大效。"

另外，如果从小就发病，也可能跟耳后完骨没长好有关，

耳后完骨和头盖骨、膝盖骨都属于阴骨，

三个阴骨任何一个没有长好，一般是先天性缺陷，阳气不足，

耳后完骨位置没有长好，属肾阳不足，

会导致失聪和其他疾病。

关于阴骨，《黄帝外经·骨阴》曰："阴生，而囟骨、耳后完骨、膝盖骨生矣。生则儿寿，不生则夭""三骨属阴，得阴则生，然亦必阳旺而长也。婴儿阳气不足，食母乳而三骨不生，其先天之阳气亏也。阳气先漓，先天已居于缺陷，食母之乳补后天而无余，此三骨之所以不生也""囟门不合则脑髓空也；完骨不长则肾宫虚也；膝盖不生则双足软也。脑髓空则风易入矣；肾宫虚则听失聪矣；双足软则颠仆多矣""阳生于阴之中，阴长于阳之外，有三骨者，得阴阳之全也。"

耳后阴骨有淋巴，藏阴液，属少阳水道。

四诊合参，

我认为他属于半表半里的少阳病夹带少阴虚证，还有太阴脾虚之像，因此舌

苔白滑及脉弦沉细，还存在不寐和汗证，

尽管有先天不足，

但从病案看，发病还是因不良生活习惯导致。

我不急于给建华开方，

首先是和他探讨疾病的根源，告知他需要正确的饮食作息，

顺应四时，养生保健，

并嘱咐他晚上 10 点半上床睡觉，睡不着也要躺下，卧血归肝，

需戒烟酒，晚上吃五成饱，主食五谷杂粮等。

关于耳前后肿，《伤寒论》第 231 条有具体的阐述和治疗，曰："阳明中风，脉弦浮大，而短气，腹都满，胁下及心痛，久按之气不通，鼻干，不得汗，嗜卧，一身及目悉黄，小便难，有潮热，时时哕，耳前后肿，刺之小瘥，外不解。病过十日，脉续浮者，与小柴胡汤。"

清·黄元御《伤寒悬解》亦按注，曰："阳明病，脉弦浮大，弦为少阳，浮为太阳，大为阳明脉，是以三阳合病。而气短，腹都满，则太阴证。少阳之脉，自胃口而布胁肋，胆胃郁遏，故胁下及心作痛。经气痞塞，故久按之而气不通。表寒外束，相火郁升，而刑肺金，故鼻干，不得汗。肺窍于鼻。胆木刑胃，土气困乏，故嗜卧。

湿土贼于甲木，土木皆郁，故一身及面目悉黄。土湿木郁，疏泄不行，故小便难。

胃气壅遏，故发潮热。胃腑郁迫，浊气上逆，故时呕哕。少阳脉循两耳，经气逆行，壅塞不降，故耳前后肿。经郁热盛，故刺之小差，而外证不解。病过十日之外，脉自里达表，续续外浮者，是未传阳明之腑、太阴之脏，犹在少阳之经也。宜小柴胡汤，柴胡、黄芩，清半表之火，参、甘、大枣，补半里之阳，生姜、半夏，降胃逆而止呕哕也。若脉但浮而不弦，又无少阳诸证者，则全是太阳病，与麻黄汤，以泻表郁。中风而用麻黄者，发汗以泻太阴之湿也。《金匮》风湿诸证，俱用麻黄。若不尿，腹满而愈加呕哕者，水贼土败，不可治也。"

很多医案也证明，一般孔窍部位的炎症，如疟腮、时毒、淋巴结肿大及炎症等病很多属少阳，可与小柴胡汤。

如兼有阳明病可用大柴胡汤，

兼有烦躁不安失眠等问题用柴胡加龙骨牡蛎汤，柴胡剂随证治之。

因为还有不寐，睡眠差情况，我没有用小柴胡汤原方，

而是用了主"一身尽重，不可转侧"的柴胡加龙骨牡蛎汤加减。

方组：柴胡、黄芩、姜半夏、生姜、桂枝、茯苓、磁石、龙骨、牡蛎、白术、干姜、酸枣仁、石膏。

方中柴胡、桂枝、黄芩可和里解外，通利三焦，止汗，

龙骨、牡蛎、磁石、酸枣仁重镇安神，以治不寐，

半夏、生姜和胃降逆，

茯苓、白术安心神，祛湿利小便，

半夏、茯苓、白术加牡蛎，去痞、攻坚祛痰，

加干姜温阳，

无便秘去大黄，

痰湿重去人参、大枣，以防过于滋腻，

加石膏生津清热。

同学他初诊服药一周，

反馈良好，肿消了很多，也不怎么痛了，

睡眠有改善，但还是有翻来覆去睡不着的情况。

舌苔还白厚，证明痰湿还很重，

于是，二诊在原方的基础上加茵陈，以加大祛湿力量，加栀子，去虚烦。

二诊药服药一周，所有症状基本改善，

三诊因为担心栀子久用偏寒，原方去栀子，

就这样，同学的服药三周，感觉基本痊愈，

也没有继续再开药了。

小柴胡汤治同学的"耳前后肿"案，

充分佐证了小柴胡汤治"耳前后肿"少阳证，临床切确有效。

木防己汤
治哮喘

膈间支饮，其人喘满，心下痞坚，面色黧黑，其脉沉紧，得之数十日，医吐下之不愈，木防己汤主之。虚者即愈，实者三日复发，复与不愈者，宜木防己汤去石膏加茯苓芒硝汤主之。

——《金匮要略·痰饮咳嗽病脉证并治》

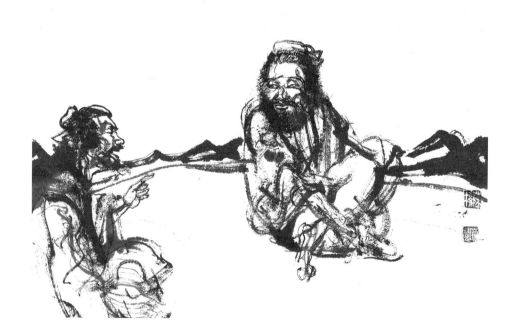

小梅与她的先生在深圳创业，
开了一家灯具厂。

过去，他们因工作的原因，经常熬夜，
导致身体越来越差。
这两年，觉得身体不能再这样耗下去了，
她和先生商量后，决定把工作交出去，
让职业经理人来管理工厂，
现她在家带孩子为主，
基本不参与工厂管理了。

小梅前年开始学中医，
变成了我的同门师妹，
我在主攻《伤寒杂病论》，
她说经方治病效果好，相信我，并把她的问题交给我解决。

这些年。每到冬天，她就会一直流清稀鼻水，
有时会因为流鼻水半夜醒来，需要喝两杯热开水，身上冒汗了，流鼻水缓解后才能继续睡下，
夏天在空调房里，稍微吹到空调也会犯病，
现在夏天都不敢开空调。
深圳的夏天经常有台风。有台风来，降温了，台风的那天晚上就会流鼻水，
气温升高，就不会有问题。一降温，就马上有反应，比天气预报还准，
医院诊断为鼻炎和过敏性哮喘。
平时，稍微吃一些辛辣或温热食物，也会犯哮喘病，喝些急支糖浆，才能缓

解些。

　　她在月经来前的 1 ～ 2 天，晚上就会睡不好，痰多，会犯哮喘，
　　月经过后，这个症状就又消失了，几乎每次都是这样，
　　哮喘来时有痰，但不多，咳出来像果冻状的，小小粒的。
　　2015 ～ 2017 年因肥胖，经常去健身，
　　没有吃减肥药，每天锻炼，大量出汗，减了 20 公斤。
　　2018 年开始出湿疹，气虚，后来就没有再大量锻炼，
　　每天基本就是以散步为主，只是现在体重又回来了。
　　2018 年出湿疹前，经常盗汗，每天起来或中午休息时都一身大汗，
　　后来喝玉屏风散半年，半年后汗正常了。

　　她说，玉屏风散方里主要的药是黄芪，不知道是不是吃玉屏风散太多的原因，
现在一吃含有黄芪的药右边耳朵就有气压，不舒服，所以现在不吃玉屏风散了。

　　但那段时间喝玉屏风散后，痰真的变少了，哮喘和鼻炎也有改善，只是对天
气冷热依然很敏感。

　　她的症状很复杂，平日里感觉乏力，气短，
　　现在上楼梯都气喘，无力，伴有记忆力差，
　　过去十几年，一直怕冷，
　　鼻炎也是有十几年了，那时工作忙，也没管，
　　这两年发展到哮喘了才开始治疗，去年感觉治差不多好了，
　　但到冬天一冷，又不行了。

　　经过前面的治疗，现在不是那么怕冷了，
　　不过还是不能吹冷风，
　　在家时，只能中午才开窗，其余时间窗户都是关闭状态，
　　如果开窗有风被吹到就很不舒服。
　　晚上睡觉胳膊如果放在被子外面，很快鼻子就要流清鼻水，
　　但是又觉得脚很热，所以晚上睡觉总想把脚伸到被子外面。
　　牙齿怕冷热，热也不行，冷也不行，试了脱敏牙膏，效果不好，
　　她说，似乎不是牙膏的问题，是水温的问题，
　　每次刷牙，要冷热水混到一个合适的温度，才能刷牙，如果水稍凉一些，或

稍热一些，牙就酸痛，感觉牙神经受到刺激了一样。

平时比较容易累，晚上躺床上一会儿也就睡着了，

现在都是晚上 11 点左右上床睡觉，睡眠比较浅，梦多，夜里容易醒，

醒来时有时会觉得很精神，就像睡觉睡够了那样，

但早晨又会觉得比较累。

经常口干，不知道是不是因为鼻子经常不通需要用嘴呼吸的原因，

有时也有口渴的感觉，但不是很明显，没有口苦，

胃口还不错，大便每天早上一次，这个冬天来前都还是正常，

但这一个月大便有些粘马桶，不太成型。

小便颜色正常，夜尿一般 1～2 次，夜尿醒来时间主要是半夜 2～3 点，总要醒来 1 小时左右，如果不流鼻水，倒是能很快睡着，一流鼻水就止不住，鼻水停了，才能睡。

这些年，月经时间都很准时，但量少，3 天就差不多没了，

前两天颜色红，后面颜色偏黑，

平时没有什么白带，偶尔有很清稀的带下。

……

我看她体胖、肤肿，

脉沉，几乎摸不到。

头发全白，面色黄，眼眶偏黑，

舌肥滑利色偏淡，苔白，舌下络脉有瘀血，

指甲不平整，色淡。

我诊断为少阴病、虚劳、不寐、血瘀、痰饮、气血虚证。

我希望投石问路，先解决她的睡眠和怕冷问题，

初诊处方为酸枣仁汤、桂枝加龙骨牡蛎汤、四逆汤合方，

组方：酸枣仁、炙甘草、知母、茯苓、白术、川芎、龙骨、牡蛎、姜半夏、桂枝、赤芍、干姜、炮附子。五剂，一日一剂，日三服。

服药后，睡眠稍有改善，她提出先解决哮喘和鼻炎问题，

于是，二诊改为射干麻黄汤加减，

组方：射干、麻黄、生姜、细辛、紫菀、款冬花、五味子、大枣、姜半夏、苍术、茯苓、菖蒲、龙骨、牡蛎、辛夷、干姜。五剂，一日一剂，日三服。

射干麻黄汤治咳喘，加龙骨、牡蛎安神解郁，加茯苓、苍术加大去痰饮力度，加菖蒲、辛夷、干姜通鼻窍，收鼻水。

五天后，她反馈服药期间有效果，鼻孔通畅了，
但停药后，盖着被子睡觉时鼻子是通的，一起床，虽然衣服穿的很厚不觉得冷，但鼻孔又塞了起来，
特别是在阴冷潮湿天，鼻孔整天都不通气，
她说也可能是中途月经来，停了三天药的影响。

三诊守方射干麻黄汤加减，
这次反馈效果很明显，就算停药也不那么敏感了，
于是，在她要求下，我再给她开七剂。

四诊还是射干麻黄汤加减，
她服完后，哮喘很少了，
也不流鼻水了，
她认为是病差不多好了，就没有让我继续开方。
……

时间过去了半年多，
到了秋天，
她又联系我，
说夏天过后，哮喘流鼻水问题又犯了，
让我继续按照半年前的方开了几次。
就这样，我以射干麻黄汤加减方又给她吃了几次，
但还是好得不彻底。
中途还用过麻黄杏仁甘草石膏汤、小青龙汤，效果也是反反复复，
我思量着，麻黄剂用了这么多，她体质虚寒，干姜附子也加了，鼻炎菖蒲辛夷苍术也加了，病还是没有彻底好，不能再按照以前的思路了，
这时候我想到了去"支饮"的"木防己汤"。

半年前，在武汉"新冠疫情"期间。

媒体报道了"易凡和胡卫峰两位感染新冠病毒的武汉大夫经过两个多月的治疗被救回却脸色发黑"的新闻，当时，这两位感染新冠肺炎病毒的黑脸大夫也让我想到了"木防己汤"。

木防己汤的条文就提到"其人喘满，心下痞坚，面色黧黑"，

条文描述和新冠感染咳喘，脸色发黑的症状相似，

尽管西医解释黑脸是因为吃大量抗生素、激素等药丸色素沉淀所致，

但如果我当时负责这两位医生的治疗，会考虑给这两位医生试试"木防己汤"。

于是，我以五剂原方"木防己汤"（木防己 15g，石膏 80g，桂枝 10g，党参 20g）投石问路试试，

五天后回复，晚上多痰的问题，得到了明显改善。

她说，真是厉害，只有简单的四味药，方里没有任何祛痰止咳的药，祛痰效果居然这么好，效果比常规的麻黄剂还有效，太不可思议了，

这之后，她信心倍增，让我继续开方。

我考虑到留饮顽固，当为实，在木防己汤基础上考虑散结消痞，行水化饮，

于是第二次变方为木防己去石膏加茯苓芒硝汤，后又继续两次木防己汤后，哮喘基本痊愈，再后来就以其他药继续善后调养，

到现在哮喘也没有复发，

身体各方面也因得到调养，也在慢慢地变好。

"木防己汤治哮喘"打破了治疗咳喘需要化痰止咳药的思路，

也充分证实了不需要"贝母、半夏、杏仁、枇杷叶、紫菀、款冬花、五味子"这类止咳化痰药，辨证论治，只要对证，像"木防己汤"一样，非止咳化痰药也可以止咳化痰的。

关于木防己汤去支饮，《金匮要略·痰饮咳嗽病脉证并治》曰："膈间支饮，其人喘满，心下痞坚，面色黧黑，其脉沉紧，得之数十日，医吐下之不愈，木防己汤主之。虚者即愈，实者三日复发，复与不愈者，宜木防己汤去石膏加茯苓芒硝汤主之。

木防己汤方：木防己三两，石膏十二枚（鸡子大），桂枝二两，人参四两。

上四味，以水六升，煮取二升，分温再服。

木防己去石膏加茯苓芒硝汤方：木防己二两，桂枝二两，人参四两，芒硝三合，茯苓四两。

上五味，以水六升，煮取二升，去滓，内芒硝，再微煎，分温再服，微利则愈。"

"支饮"，是饮停心下，积于胸膈之间，支乘于心而名之。

《圣济总录·支饮篇》："论曰水饮停积胸膈，不能消化，支乘于心，故名支饮，其状令人心下筑悸，咳逆喘息，饮食不下，身体虚浮，形如肿是也。"

支饮多由受寒饮冷，饮邪留伏，

或因久咳致喘，迁延反复伤肺，肺气不能布津，

阳虚不运，饮邪留伏，支撑胸膈，上逆迫肺，

此证多呈发作性，在感寒触发之时，以邪实为主，缓解期以正虚为主。

《金匮要略·痰饮咳嗽病脉证并治》曰："咳逆倚息，短气不得卧，其形如肿，谓之支饮。"

支饮，临床以心下痞满或坚硬，咳逆喘息，倚息不得平卧，身形如肿，面色黧黑，其脉沉紧为特征，

由于饮停结于心下胸膈之间，故吐之不能，下之不去，

宜"苦辛开降，消导行散"之法治之，木防己汤也。

木防己之苦寒，化饮行水，

用桂枝之辛温，行水饮而散结气，

二者相合，辛开苦降，寒温一统，以消痞满、散饮气，

然痞坚之处，必有伏阳，吐下之后，定无完气，故又用辛寒之石膏以清郁热，甘温之人参以扶正气。

"木防己汤"，药仅四味，配伍精当，

犹如尖兵，直捣胸膈，

令饮散痞消，咳止喘平。

伤寒大下后复发汗，心下痞、恶寒者，表未解也。不可攻痞，当先解表，表解乃可攻痞；解表宜桂枝汤，攻痞宜大黄黄连泻心汤。（164）

——《伤寒论·辨太阳病脉证并治下》

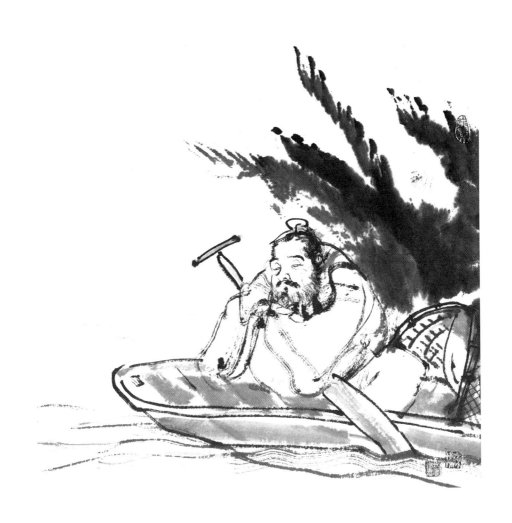

小李自诉半个月前就开始感冒了，
到现在身体还有不适。

在汉代《伤寒杂病论》里，是没有"感冒"这个词的，
"感冒"这个词来自宋代，而且是出自官场。
宋代有专门的机构分掌图书经籍和编修国史等事务，这些机构是昭文馆、史馆、集贤院三馆和秘阁、龙图阁等阁，通称"馆阁"，
按照规定，馆阁中每天晚上须留下一位官员值夜班，以防图书被盗，
如果因病不能值夜班，就要在请假簿上写上一句："腹肚不安，免宿。"
当然，有时候不一定是真的"腹肚不安"，而是一种相沿成习的请假借口，
馆阁的官员们把这本请假簿俗称为"害肚历"。

北宋著名科学家沈括所著《梦溪笔谈》一书，就记载了这事。
原文是："馆阁每夜轮校官一人直宿，如有故不宿，则虚其夜，谓之'豁宿'。故事，豁宿不得过四，至第五日即须入宿。遇豁宿，例于宿历名位下书：'腹肚不安，免宿。'故馆阁宿历，相传谓之'害肚历'。"

到了南宋时期，太学生陈鹄也成为馆阁中其中一员，
陈鹄很有个性，喜欢别出心裁，标新立异，
陈鹄不愿意写"腹肚不安，免宿"，而是写上"感风"，还沾沾自喜地声称"感风簿"跟"害肚历"是一联绝对，
陈鹄在《耆旧续闻》一书中就记载了自己的创意："余为太学诸生，请假出宿，前廊置一簿，书云'感风'，则'害肚历'可对'感风簿'。"

其实，"感风"一词并非最先陈鹄所创，而是来自与陈鹄同时期的一位名

医——永嘉医派创始人陈无择，

陈无择《三因极一病证方论》将病因按照病源分为内因、外因和不内外因三种。

外因为"六淫"，即风、寒、暑、湿、燥、火，

内因为"七情"，即喜、怒、忧、思、悲、恐、惊，

不内外因是指虎、狼、毒虫等意外疾病。

陈鹄把外因之首的"风"信手拈来，前面冠上一个"感"字，

"感"者，受也，"感风"即"受风"的意思，

感受到风寒，无法坚持值班，因此需要请假，

由此，"感风簿"从此也开始风靡官场。

到了清代，"感风簿"演变成了"感冒假"，继续成为官员请假的托词，

清代学者俞樾在《茶香室丛钞》一书中提到："按今制官员请假，辄以感冒为辞，当即宋时'感风簿'之遗意。"

而现在，我们所说的"感冒"是指伤风感冒，实际上是得太阳病了。

小李感冒当天，

他自己喝了生姜红糖水、泡脚，出了一些汗，

晚上又被朋友邀请去吃宵夜，

可能是吃了些不干净的食物，

第二天严重腹泻。

看了西医，医生说是急性肠炎，开了些药，

现在不腹泻了，但腹胀硬满，感觉腹部有气一样，拒按，

还有些怕冷，心烦难以入睡……

我听完描述后，

判断他是因为太阳病未愈，又因为吃错东西而泻下，

协热而利，致结胸了。

《伤寒论》第 131 条曰："病发于阳，而反下之，热入因作结胸……"

意思是说，太阳病应该发汗的，却用了泻下法，就会成结胸。

什么是结胸，为什么会结胸？

《伤寒论》第 134 条曰："太阳病，脉浮而动数，浮则为风、数则为热、动则为痛、数则为虚。头痛、发热、微盗汗出，而反恶寒者，表未解也。医反下之，动数变迟，膈内拒痛，胃中空虚，客气动膈，短气躁烦，心中懊忱，阳气内陷，心下因硬，则为结胸……"

就是说，太阳病脉浮动数，头痛，发热，汗出，
即病还在表。
本来太阳病表未解，依法应当汗解的，
大夫反误下之，"动数"就会"变迟"，下虚其里了，
导致膈内空虚，"客气"就会"动膈"，
膈内就会结气，疼痛拒按，短气烦躁，心中懊恼，
这是因为阳气内陷，导致膈内及胃脘郁堵，变成硬结，为结胸。

我让他喝大柴胡汤，
并嘱咐以后感冒期间要忌口，不要乱吃东西，避免又闹肚子。

仲景治病，特别注重表里顺序，
《伤寒论》也多处提出具体的表里顺序要求和禁忌，
《伤寒论》第 44 条曰："太阳病，外证未解，不可下也，下之为逆。欲解外者，宜桂枝汤。"

意思是说，如果有太阳表证的同时，也有阳明腑实证存在，
治疗上就不能先用承气汤泻下，
泻下就是逆治，可能会导致协热利、痞证或结胸等坏病，
治疗应该先用桂枝汤解表，
表解后再下之，这是表证和里实证同时出现的治疗规则。

但如果是有表证的同时，兼有少阴里虚证，
就应该急先救里，如果不先救里而先解表，那可能会因为发汗过多而导致里虚更加严重。

因此,《伤寒论》第91条又提出:"伤寒,医下之,续得下利清谷不止,身疼痛者,急当救里。后身疼痛,清便自调者,急当救表。救里宜四逆汤,救表宜桂枝汤。"

但有些病是可以表里同治的,
如《伤寒论》301条,
麻黄细辛附子汤,有"反发热"的表证,也有"脉沉者"的里虚证,
即胡希恕先生说的表阴证,曰:"少阴病始得之,反发热,脉沉者,麻黄细辛附子汤主之。"

"表里治疗顺序"的医嘱,还有很多条文,如《伤寒论》第15条曰:"太阳病,下之后,其气上冲者,可与桂枝汤,方用前法。若不上冲者,不得与之。"

意思是说,太阳病,本来应该发汗解表的,
现在却错误用了泻下法,
下之后,有气从小腹部往上冲,即发生奔豚了,
这种情况是因为用了错误的泻下法导致的,
有气往上冲证明表还实,表证还在,还可以用桂枝汤解表。

"人的身体就好像一个压力容器",
如果身体肌肉腠理强壮,就不会因为泻下导致病邪内陷,
压力容器的气压原理也如同茶壶出气口被堵住一样,
水下不去,但因为重力,会有一些水从茶壶嘴流出,
水流出后茶壶就产生负压,就会有气向上冒,就像"气上冲"一样。

"气上冲"证明身体邪气还没有内陷入里,
病还在表,
这时候还可以继续用桂枝汤。
但如果没有"气上冲",阳气可能内陷入里了,
这时候就不能用桂枝汤了,要根据情况用泻心汤或者柴胡汤等。

关于表里治疗顺序。

还有第 45 条曰："太阳病，先发汗不解，而复下之，脉浮者不愈。浮为在外，而反下之，故令不愈。今脉浮，故在外，当须解外则愈，宜桂枝汤。"

第 48 条曰："二阳并病，太阳初得病时，发其汗，汗先出不彻，因转属阳明，续自微汗出，不恶寒。若太阳病证不罢者，不可下，下之为逆，如此可小发汗。设面色缘缘正赤者，阳气怫郁在表，当解之熏之。若发汗不彻，不足言，阳气怫郁不得越，当汗不汗，其人躁烦，不知痛处，乍在腹中，乍在四肢，按之不可得，其人短气但坐，以汗出不彻故也，更发汗则愈。何以知汗出不彻？以脉涩故知也。"

第 106 条曰："太阳病不解，热结膀胱，其人如狂，血自下，下者愈。其外不解者，尚未可攻，当先解其外。外解已，但少腹急结者，乃可攻之，宜桃核承气汤。"

第 132 条曰："结胸证，其脉浮大者，不可下，下之则死。"

第 151 条曰："脉浮而紧，而复下之，紧反入里，则作痞。按之自濡，但气痞耳。"

第 164 条曰："伤寒大下后复发汗，心下痞、恶寒者，表未解也。不可攻痞，当先解表，表解乃可攻痞。解表宜桂枝汤，攻痞宜大黄黄连泻心汤。"

……

总之，有表证和里实证同时出现的时候，当先解表，后再攻里。

诚如《伤寒论》第 90 条所云："本发汗，而复下之，此为逆也；若先发汗，治不为逆；本先下之，而反汗之，为逆；若先下之，治不为逆。"

面色反有热色者，未欲解也，以其不能得小汗出，身必痒，宜桂枝麻黄各半汤。（23）

——《伤寒论·辨太阳病脉证并治上》

但皮肤发痒

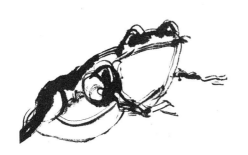

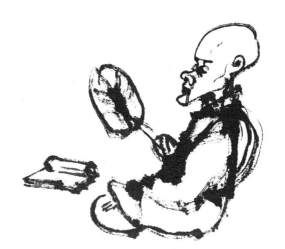

半月前他感冒一场，
感冒已好，但现在皮肤发痒，
痒到想抓，有些地方还被抓破了，
去皮肤科看了医生，开了抗过敏止痒的药，
吃药后的几个小时就好些，过了几个小时身上又痒了起来。反复发作，很是
痛苦。

皮肤痒确实是件痛苦的事情，
我曾经见过十几年荨麻疹身痒反复发作、求助过无数名医也不见好的，
患者三十多岁，因身上起疹的问题，至今单身。

据她回忆说，
是因十几年前读初中时一场感冒发烧引起，
那次发烧后，身上就反复起片状疙瘩风疹兼发痒，
十几年来没有治好，医生说这是顽固性反复发作性荨麻疹。

顽固性反复发作风疹、荨麻疹、湿疹，
不得不提一味叫作"玉龙鞭"的民间草药，
这是一位朋友向我介绍的。
他曾经有六年反复发作的皮肤湿疹，
严重时，瘙痒难耐，很是痛苦，
十多年以来，他看过很多医生，
有时会改善，但总是会复发，
在一次偶然的机会，有人给他推荐了"玉龙鞭"这味草药。
每天，他手抓一把干品煮水，当茶饮服用，

不久后，他发现自己眼睛经常红热的问题消失了，

后来，他发现皮肤湿疹也好了，现在已过去好几年了，也不见复发。

这件事令他特别惊讶，

反复发作顽固性湿疹，看过无数医生没有治好，竟被一味民间草药根治了，

他觉得不可思议，逢人必说，说他神奇的治疗经历。

后来，有几位有同样湿疹病史的患者得知他的经历后，也按照这个方法服用了"玉龙鞭"煮水，也都痊愈了，

刚好，我身边有一位十多年顽固性湿疹反复发作的患者，

我也让他尝试服用"玉龙鞭"煮水，也有效果。

我查阅相关资料，发现一些文献里有"玉龙鞭"记载。

《全国中草药汇编》："玉龙鞭，别名大种马鞭草、大兰草、倒扣藤、牛鞭草、狮鞭草、万能草、玉郎鞭、铁索草、假马鞭、倒困蛇，属于马鞭草科假败酱，以全草入药。分布于福建、广东、广西、云南。性味微苦，寒。功能主治清热解毒，利水通淋。主治尿路感染，尿路结石，风湿筋骨痛，喉炎，急性结膜炎。外用治痈疖肿毒。内服煎汤 15～30g，鲜品加倍。外用：适量，捣敷。"

《广西民间常用草药》："玉郎鞭（别名），治眼热痛，跌打肿痛，大疮肿痛。"

《广州部队常用中草药手册》："玉龙鞭，清热解毒，利水通淋。治尿路结石，尿路感染，风湿筋骨痛，喉炎，急性结膜炎，痈疖肿痛。"

《福建药物志》："清热除湿，消肿解毒。主治胆囊炎，高血压，糖尿病，咽喉炎，风火牙痛，甲沟炎，结合膜炎，跌打肿痛，疗，疖，痔疮发炎，乳腺炎，无名肿毒，银环蛇咬伤。"

我非常理解长期被疮痒湿疹困扰的痛苦，

也知道顽固性湿疹不管是中医，还是西医治疗，都是件极具挑战的事情，

因此，特载此案，供对湿疹治疗有兴趣的医生了解和参考。

但顽固性反复性发作湿疹和感冒后皮肤痒不一样，

风寒感冒后引起的皮肤痒，仲景有具体描述，

即"以其不能得小汗出，身必痒"。

《伤寒论》第 23 条曰："太阳病，得之八九日，如疟状，发热恶寒，热多寒少，其人不呕，清便欲自可，一日二三度发。脉微缓者，为欲愈也；脉微而恶寒者，此阴阳俱虚，不可更发汗、更下、更吐也；面色反有热色者，未欲解也；以其不能得小汗出，身必痒，宜桂枝麻黄各半汤。

桂枝麻黄各半汤方：桂枝一两十六铢（去皮）、芍药、生姜（切）、甘草（炙）、麻黄（去节）各一两、大枣四枚（擘）、杏仁二十四枚（汤浸，去皮尖及两仁者）。

上七味，以水五升，先煮麻黄一二沸，去上沫。内诸药，煮取一升八合，去滓，温服六合，本云桂枝汤三合，麻黄汤三合，并为六合，顿服，将息如上法。"

仲景说，太阳表证到八九天的时候，

一般就会好转，但也有继续恶化的，

有些还会"如疟状"，即定时的发热恶寒，一天反复发热恶寒两三次，而且热多寒少。

如果患者不想呕吐就是病没有传到半表半里的少阳病，

"清便欲自可"，即二便都正常，即病还没有传变入阳明，

这时候脉如果从浮紧变为柔软了，那这个太阳病就快痊愈了。

但如果脉微细小且怕冷的，这是阴阳都虚了，不可再继续发汗，也不可用下法、吐法，

如果面色赤红，即"缘缘正赤者，阳气怫郁在表"，表还没有解，

是因为没有"覆取微似汗"得小汗出，汗不得出，湿气还停留在皮肤内，身上一定会痒，要用桂枝麻黄各半汤发小汗。

为什么用桂枝麻黄各半汤？

因为这病既不完全是《伤寒论》第 54 条的"病人脏无他病，时发热，自汗出而不愈者，此卫气不和也。先其时发汗则愈，宜桂枝汤"的"时发热，自汗出而不愈者"纯桂枝汤证，而是"得之八九日，如疟状，发热恶寒，热多寒少"。

也不是《伤寒论》第 35 条的"太阳病，头痛、发热、身疼、腰痛、骨节疼痛、恶风、无汗而喘者，麻黄汤主之"的纯麻黄汤证，而是有"面色反有热色"阳气浮郁在表。

总结下来这个病就是内有桂枝汤证的汗出动力，即汗水到皮肤了，

外有麻黄汤证无汗出的阳郁在表，

所以皮肤痒，以桂枝麻黄各半汤发小汗则愈。

桂枝麻黄各半汤，即桂枝汤、麻黄汤合方，各取三分之一，

即桂枝汤三合，麻黄汤三合，并为六合，

顿服，取发小汗即可，

这里桂枝麻黄汤各取三分之一药量要求"顿服"，

其实是和平时"日三服"每服的药量一样的，

要求"顿服"是因为发汗后，邪解了就不要再继续服了，

继续服用就可能大汗出，致津液亏虚了。

临床中，不汗出会导致"面色反有热色，阳气怫郁在表"，

发汗不透彻也会导致"缘缘正赤，阳气怫郁在表"。

如《伤寒论》第 48 条曰："二阳并病，太阳初得病时，发其汗。汗先出不彻，因转属阳明。续自微汗出，不恶寒。若太阳病证不罢者，不可下，下之为逆。如此可小发汗。设面色缘缘正赤者，阳气怫郁在表，当解之熏之。若发汗不彻，不足言。阳气怫郁不得越，当汗不汗，其人躁烦，不知痛处，乍在腹中，乍在四肢，按之不可得，其人短气但坐。以汗出不彻故也，更发汗则愈。何以知汗出不彻，以脉涩故知也。"

以上条文所说的"二阳并病"，即太阳阳明并病，

并病也是表里传变的过程，一病未罢，二病又来，

太阳阳明并病即太阳表病还没有好的时候，阳明里病也出现了，

是因为太阳病在初期的时候，发汗了但没有发透彻，因为发汗伤到了津液，病也转到阳明了。

如《伤寒论》第 181 条所说："何缘得阳明病？答曰：太阳病，若发汗、若下、若利小便，此亡津液，胃中干燥，因转属阳明。"

阳明病"法多汗"，

患者继续自汗，是因为阳明有热，所以病人也不怕冷，

尽管有阳明病出现，但如果太阳病还在，不能用承气汤泻下，泻下了就是

逆治，

如《伤寒论》第 44 条所说："太阳病，外证未解，不可下也，下之为逆。"这是治疗原则。

如果面色赤红，这是阳气浮郁在表，湿气还在皮表，还应该用发汗的方法解除，

发汗不透彻，不值得称赞，即仲景说的"不足言"。

病人阳郁在表，病邪不得外出，应该发汗却不发汗，病人就会烦躁，身上会有游走的痛，游走主风，风性善变，疼痛有时在腹部，有时在四肢，摸都摸不到。

因为发汗不透彻表证未解，病人可能还会有气短气喘，只能坐着才舒服，

这种情况下，再继续发汗就可痊愈。

……

临床中，还有"汗出后，已服桂枝汤"发汗不透彻的情况。

《伤寒论》第 25 条曰："服桂枝汤，大汗出，脉洪大者，与桂枝汤，如前法。若形似疟，一日再发者，汗出必解，宜桂枝二麻黄一汤。

桂枝二麻黄一汤方：桂枝一两十七铢（去皮），芍药一两六铢，麻黄十六铢（去节），生姜一两六铢（切），杏仁十六个（去皮尖），甘草一两二铢（炙），大枣五枚（擘）。

上七味，以水五升，先煮麻黄一二沸，去上沫，内诸药，煮取二升，去滓，温服一升，日再服。本云桂枝汤二分、麻黄汤一分，合为二升，分再服。今合为一方，将息如前法。"

本来桂枝汤证服桂枝汤后，大汗出，脉还浮（原文说脉洪大可能是传抄错误，桂枝汤证应为脉浮），然后你还可以继续给桂枝汤，这是原则。

但如果是用过桂枝汤了，还寒热往来，即"形似疟"一日再发者，

可以在桂枝汤的基础上加点麻黄汤，汗出必解。即桂枝二麻黄一汤，微微透表，

如果继续发汗不透彻，可能还会"面色缘缘正赤者，阳气怫郁在表"，还会"以其不能得小汗出，身必痒"。

人年五六十，其病脉大者，痹侠背行，若肠鸣、马刀、侠瘿者，皆为劳得之。

——《金匮要略·血痹虚劳病脉证并治》

脂肪瘤与劳证

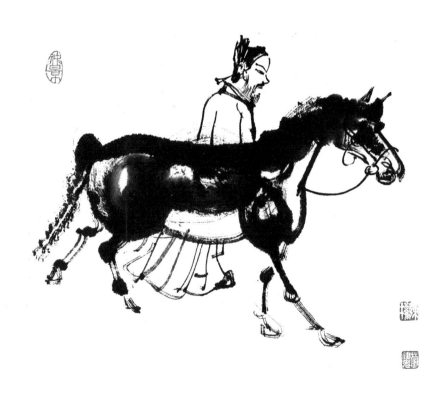

两年时间里，

她母亲和姐姐相继得了乳腺癌。

母亲手术、化疗三个月后就走了，

姐姐现在还在化疗，

她了解到癌症是有遗传性的，

担心自己会步母亲和姐姐后尘，于是自己也做了全身检查，检查没有发现乳腺问题，却发现手臂、腋下、大腿内侧和颈部等长了很多结节。

外科医生说是脂肪瘤，建议摘除，她犹豫不决。

西医说的脂肪瘤，其实是中医学里的"痰核"，

中医的痰核泛指身体里的包块，其形如豆，大小不一，推之可动，

淋巴结肿大、结节、增生、息肉、肿瘤都属于痰核的范畴，多由湿痰结聚而成。

《外科十三方考·痰核篇》曰："痰核者其核亦成串，三五不等。多生于左右二颊下，或左右二颊。有气、血、风、痰、酒之五种，名虽有五，而其根则一，惟治法当分别虚实，不可笼统。男子在未患痰核之先，原患火症者，则为火盛生痰。妇人在未患痰核之先，先患火症，如子午潮烧，体质虚弱，而后生痰核者（即腺痨），可照瘰方法治之，以落其核。惜乎十有九皆不可治，事前当使病家知道，免致医治不愈时，召来毁誉。其治疗法与瘰同，服中九丸，贴解毒膏，落核之后，亦以熏洗汤洗之，再用加味天然散收功。凡寒痰凝结者，最忌贴凉膏，服凉药，治法服中九丸或阳和汤为妙。"

《外科十三方考·痰核篇》提到的"可照瘰方法治之，以落其核"的"瘰"

即"瘰疬"。

明《慎斋遗书》卷九亦云："痰核，即瘰疬也，少阳经郁火所结。"

瘰疬这个病，在《金匮要略·血痹虚劳病脉证并治》被称作"马刀侠瘿"。"瘰疬、马刀和侠瘿"，在很多中医经典及教材都有诠释。

《黄帝内经太素·卷第二十六·痈疽》注："马刀亦谓痈不脓者是也。颈前曰婴。"

《类经·十四卷·疾病类十》注："马刀，瘰疬也。侠瘿，侠颈之瘤属也。"

程士德主编第 2 版《内经·第六章病证·十九灵枢痈疽第八十一》亦注："马刀侠瘿：病名。属瘰疬之类。常成串而出，质坚硬，其形长者称为马刀，或生于耳下、颈项，至缺盆沿至腋下，或生肩上而下沿。其生于颈部者称为'侠瘿'。'瘿'或作'婴'，'婴'通'缨'。瘰疬生于颈部缚帽缨之处，故称侠缨，或称侠瘿。"

《病源·疽候》云："发于腋下，赤艼［bao］（同暴）者名曰米疽也，艼而不溃者为马刀也。"

因此，米疽、马刀、侠瘿均属疮痈结节一类。

现代医学解释，"瘰疬、马刀、侠瘿"类似于由结核杆菌所致的淋巴结核和非结核性分枝杆菌所致的颈淋巴结炎。

仲景认为，"马刀侠瘿"，皆因虚劳所得，

这其实是很有道理的，

人虚劳了，就会气无力，

气为血之母，气无力推动血液就会产生津液集聚，成为结核。

但该如何治疗？

《外科十三方考》提到的"中九丸"，"可照瘰方法治之，以落其核"其实是治标。

仲景按劳证治疗属于治本，

"本"来自"劳证"。

仲景说，人到了五六十岁，

随着年龄越来越大，气血逐渐不足，

脉就会变得芤大无根，

后背两侧肌肉会麻痹不仁，

或者天天一早起来就拉稀，肠鸣泄泻（胡希恕先生把这称为"稀屎痨"），

再不然就是身上长"马刀侠瘿"这类的老鼠疮，

这一系列问题都是因为劳证引起。

即《金匮要略·血痹虚劳病脉证并治》所曰："人年五六十，其病脉大者，痹侠背行，若肠鸣、马刀、侠瘿者，皆为劳得之。"

因此，我们须在"瘰疬、马刀侠瘿"等疾病没有发生前，先防治劳证。

何为劳证？

宋·王衮《博济方》劳证篇曰："夫劳者牢固也，劳伤也。经曰：五劳六极七伤，皆因营卫不调，血气虚损或房、或酒、或大病愈后有失调理，因变证候，其状极多，不能备举，大抵春夏剧，秋冬瘥。"

针对劳证，仲景有很多证治。

《血痹虚劳病脉证并治》曰："夫男子平人，脉大为劳，极虚亦为劳。""男子面色薄者，主渴及亡血，猝喘悸，脉浮者，里虚也。""男子脉虚沉弦，无寒热，短气里急，小便不利，面色白，时目瞑，兼衄，少腹满，此为劳使之然。""劳之为病，其脉浮大，手足烦，春夏剧，秋冬瘥，阴寒精自出，酸削不能行。男子脉浮弱而涩，为无子，精气清冷。""夫失精家，少腹弦急，阴头寒，目眩，发落，脉极虚芤迟，为清谷，亡血失精。脉得诸芤动微紧，男子失精，女子梦交，桂枝加龙骨牡蛎汤主之。"

桂枝加龙骨牡蛎汤是仲景治疗劳证的一个主方，是由桂枝汤加龙骨、牡蛎。

桂枝汤本是治疗太阳中风的主方，也是调和阴阳平衡的补里虚药，可通阳固阴、和中营卫，治劳证，

再加龙骨、牡蛎，安肾宁心，帮助睡眠，

治疗虚劳过度引起的"男子失精，女子梦交"。

仲景治劳，除用桂枝加龙骨牡蛎汤；

还用温中补虚、和里缓急的小建中汤；

气虚里寒、腹中拘急的黄芪建中汤；

温补肾阳的八味肾气丸；

调理脾胃、益气和营、用于气血两虚的薯蓣丸；

养血安神、清热除烦的酸枣汤；

逐瘀通络、消癥散结，佐以缓中补虚的大黄䗪虫丸；

益气滋阴、通阳复脉的炙甘草汤等。

这些均是防治劳证或因虚劳导致气血亏虚、肾气不行、瘀血等问题的重要方剂。

即《血痹虚劳病脉证并治》曰："虚劳里急，悸，衄，腹中痛，梦失精，四肢酸疼，手足烦热，咽干口燥，小建中汤主之。""虚劳里急，诸不足，黄芪建中汤主之。""虚劳腰痛，少腹拘急，小便不利者，八味肾气丸主之。""虚劳诸不足，风气百疾，薯蓣丸主之。""虚劳虚烦不得眠，酸枣仁汤主之。""五劳虚极羸瘦，腹满不能饮食，食伤、忧伤、饮伤、房室伤、饥伤、劳伤、经络营卫气伤，内有干血，肌肤甲错，两目黯黑。缓中补虚，大黄䗪虫丸主之。""《千金翼》炙甘草汤（一云复脉汤）治虚劳不足，汗出而闷，脉结悸，行动如常，不出百日，危急者十一日死。"

······

由此，要想不得脂肪瘤，不得"马刀侠瘿"，就要规避虚劳，

如《内经》所曰："法于阴阳，和于术数，食饮有节，起居有常，不妄作劳。"故能形与神俱，而尽终其天年，度百岁乃去也。

少阴病，得之一二日，口中和，其背恶寒者，
当灸之，附子汤主之。（307）

——《伤寒论·少阴病脉证并治》

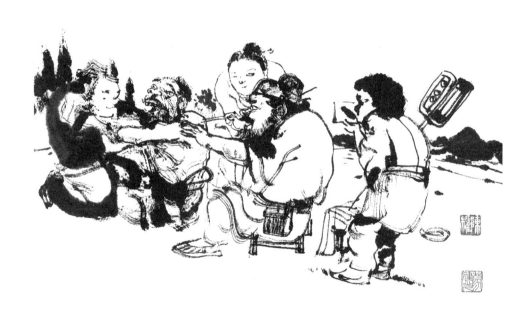

患者连续做了几次艾灸，
之后就感觉烦热，爱出汗。
尤其最近，心烦易怒，已有一周多没有好好入睡了，
严重失眠，便秘，小便黄，
昨天在家人陪同下，来诊室求助。

患者脉数，口渴，舌黄。多汗，大便难，
最近每到下午时还感觉身体发热，
这是典型的阳明腑实证。

阳明腑实做艾灸，等于火上浇油了，怎么可能不烦热。
我担心再发展下去，会出现如仲景所说："独语如见鬼状，剧者，发则不识人，循衣摸床，惕而不安，微喘直视……"

当下，有个非常不好的现象，
一些艾灸馆为了生意，不辨寒热虚实证，宣传灸可治百病，
只要客人交钱，不管什么病都灸，
导致有些本来不适合灸的患者，火灸后身体越来越糟糕，
病情越来越严重。

仲景交代，有些疾病是不适合热灸的，
因此，《伤寒论》里分别有"慎不可灸""可灸之"等告诫禁忌和适应证，
如果逆治，就会焦骨伤筋，变为火逆病。

太阳病，《伤寒论》第 116 条曰："微数之脉，慎不可灸。因火为邪，则为烦

逆。追虚逐实，血散脉中。火气虽微，内攻有力，焦骨伤筋，血难复也。脉浮，宜以汗解，用火灸之，邪无从出，因火而盛，病从腰以下，必重而痹，名火逆也。欲自解者，必当先烦，烦乃有汗而解。何以知之？脉浮，故知汗出解。"

"微数之脉，慎不可灸"，即脉微为血不足，脉数为热，

微数之脉代表着津液虚少，身体有热，就是虚热，

"虚热之脉，慎不可灸"也。

"因火为邪，则为烦逆"是因为灸为热，如果身体本来是热的，你再火灸，那等于是热上加热，会导致津液虚，虚热而烦躁。

"追虚逐实，血散脉中"即本来这个病是津液虚，因火灸的关系，越灸越虚，本来热实，继以火灸，更助其实。

微数之脉，一方面是正虚津液虚，一方面是热实。

津血越少，血散脉中。

"火气虽微，内攻有力"，灸火之气，虽然没那么厉害，但是对虚热之证内攻相当有力的。

"焦骨伤筋，血难复也"，灼热筋骨，血热伤阴，津液血液亏虚了，就很难恢复了。《金匮要略·痉湿暍病脉证并治》曰："痉病有灸疮，难治。"也是类似意思。津液枯燥，肌肉不和，就会发痉挛。津液恢复，痉挛就好了。如有灸疮，是太阳病虚热证候时，施火灸导致的血气难复，痉就难好。

"脉浮，宜以汗解，用火灸之，邪无从出，因火而盛，病从腰以下，必重而痹，名火逆也。"

脉浮为病在表，依法应该汗以解之，

无汗的可以用麻黄汤，有汗的可以用桂枝汤，以汗解之，

如果误用火灸，导致邪不得从表而出，反倒因火而盛，

因不得汗，津液和汗得不到外出，就会导致身上的水湿过多而往下走，

水湿下注到下半身就会变成"腰以下必重而痹"。

即腰以下沉重，麻木不仁，

这是错误用了火灸导致的水湿下注，这种病叫作"火逆"。

仲景认为病在三阴宜灸。

《伤寒论》第 292 条曰："少阴病，吐利，手足不逆冷，反发热者，不死，脉不至者，灸少阴七壮。"

虚寒的少阴病。吐利后，本应手足厥冷，现在不仅手足不逆冷，且有发热之征象，知非亡阳重证而是阳气来复，阴寒渐退，故曰"不死"。

但如脉不至，是因吐泻之余其气暴虚，使营气不能接续，则病仍属虚寒，此时可灸少阴经的穴位以温阳通经，接续营气，则脉可复而病可愈。

《伤寒论》第304条曰："少阴病，得之一二日，口中和，其背恶寒者，当灸之，附子汤主之。"

虚寒的少阴病。患者口中不苦、不燥、不渴，知非里热，且恶寒，尤其是背部特别怕冷，背为阳之府，又为督脉所过之处，阳虚而寒湿凝滞，总督一身之阳气的督脉先受影响，故其背恶寒。

以附子汤温经祛寒除湿外，更兼用灸法，与汤药并进，增强疗效。

《伤寒论》第325条曰："少阴病，下利，脉微涩，呕而汗出，必数更衣，反少者，当温其上，灸之。"

虚寒的少阴病。本来下利，脉也微涩，又呕吐又汗出，这时候身体津液亏虚，于是本来是下利病，现在反而下利少了，证明身体已虚到阳气下陷了。

当温其上回阳救逆，灸之。

《伤寒论》第343条曰："伤寒六七日，脉微，手足厥冷，烦躁，灸厥阴，厥不还者，死。"

厥阴为三阴之尽，常常会寒热错杂，阴阳交争。

热多寒少病可能就会好，寒多热少或者无热只寒病就不好。

脉微，手足冷，烦躁，这是厥阴病的特征。

如果火灸后，手脚还不回暖，那这病可能就很危险了。

《伤寒论》第 349 条曰："伤寒脉促，手足厥逆，可灸之。"

这一条和上一条意思一样，厥阴病，阳气衰败，手脚冷，适合用火灸之。

《伤寒论》第 362 条曰："下利，手足厥冷，脉者，灸之不温，若脉不还。反微喘者，死。少阴负跌阳者，为顺也。"

跌，音 fū。为"足背"。

跌阳指跌阳脉，即足背上踝关节前横纹的两筋间"解溪穴"前一寸五分的胫前动脉搏动处，为三部九候脉之一，五行属土，

这里的"少阴"指少阴脉，即足少阴肾经在内脚踝"太溪穴"处的动脉，为三部九候脉之一，五行属水。

负为胜负之负，小于之意，

少阴水小于跌阳土，则土能制水，为顺，

跌阳土小于少阴水，则土不制水，为逆。

土胜水为常，水胜土为变，土不胜水则决堤，水灾作矣。膝踝以下浮肿，皆是水气失制决冲漫溢所致，即跌阳负于少阴之象也。

这一条也是仲景在重复强调，病到了厥阴，如果火灸后脉都不回者，还出现气脱气喘等恶象，那就非常危险了，

但如果少阴脉负于跌阳脉，这是顺，会好的。

仲景还告诫，阳、热、实、阴虚和湿热禁火灸！

《伤寒论》第 115 条曰："脉浮热甚，而反灸之，此为实。实以虚治，因火而动，必咽燥吐血。"

脉浮热甚是表实热证，应发表散邪，而反用灸法以助阳。

"实以虚治"，结果是实其所实，阳气闭郁不解，火邪上逆更甚，必致劫阴动血之变。

《伤寒论》第 221 条曰："阳明病，脉浮而紧，咽燥口苦，腹满而喘，发热汗出，不恶寒，反恶热……若加温针，必怵惕烦躁不得眠"。

仲景所说的火灸法应该是包括艾灸、熏熨、温针和烧针。

阳明邪热炽盛之证，若误用温针，以火济火，则火气内攻，扰动心神，必致

怵惕、烦躁、不眠诸症。

除此之外，《伤寒论》中提及由于烧针、误灸引起火逆变证，病情加重的条文还有多处，太阳病篇第 114～119 条就重复告诫了太阳病如果误用火法就会引起变证，也足以可见仲景对火灸法运用禁忌的重视。

第 114 条曰："太阳病，以火熏之，不得汗，其人必躁；到经不解，必清血，名为火邪。"

第 115 条曰："脉浮，热甚，而反灸之，此为实。实以虚治，因火而动，必咽燥、吐血。"

第 116 条曰："微数之脉，慎不可灸……"这一条已出现在本文前面。

第 117 条曰："烧针令其汗，针处被寒，核起而赤者，必发奔豚。气从少腹上冲心者，灸其核上各一壮，与桂枝加桂汤，更加桂二两也。"

第 118 条曰："火逆下之，因烧针烦躁者，桂枝甘草龙骨牡蛎汤主之。"

第 119 条曰："太阳伤寒者，加温针必惊也。"

……

艾灸具有通经活络、温经散寒、扶阳固脱、升阳举陷等功效。

也因其操作便捷，深得百姓喜爱。

但临床应遵循《黄帝内经》所说，

遵循"脏寒生满病，其治宜灸焫""陷下则灸之"等规则，辨证施治，

逆治，就会如仲景所言："血难复也！"

虚劳里急，悸，衄，腹中痛，梦失精，四肢酸疼，手足烦热，咽干口燥，小建中汤主之。

——《金匮要略·血痹虚劳病脉证并治》

『瘥后劳复』与『善后』

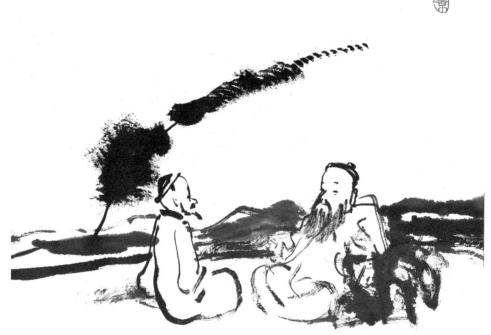

我们给他开了大柴胡汤，

同时也开了小建中汤。

嘱咐他小建中汤是扶正、善后用。

等第一个方，即大柴胡汤把口苦、便秘、血瘀等问题解决了，

再服小建中汤善后。

他当时除有大柴胡汤证的少阳阳明合病，

还素体消瘦、纳差、阳虚、遗精，经常感冒。

我希望解决他少阳阳明合病后，再以小建中汤温中善后，

调和阴阳，温中补虚，把虚弱的身体补回来，

身体强壮了，以后就不那么容易感冒了。

《金匮要略·血痹虚劳病脉证并治》曰："虚劳里急，悸，衄，腹中痛，梦失精，四肢酸疼，手足烦热，咽干口燥，小建中汤主之。

小建中汤方：桂枝三两（去皮），甘草三两（炙），大枣十二枚，芍药六两，生姜二两，胶饴一升。

上六味，以水七升，煮取三升，去滓，内胶饴，更上微火消解，温服一升，日三服。"

"虚劳里急"，就是虚劳病，而有里急，

"里急"就是"腹中痛"，就是小腹拘急痛；

"悸"，即心跳加快，小建中汤主血虚，津液虚，血虚，血不足以养心，心跳就厉害，即"悸"；

"衄"，即鼻子出血，血虚到一定程度就会化热，血分热就会迫血妄行，故此必衄；

"梦失精"，是虚劳后虚脱妄想的表现；

"四肢酸疼"，这是桂枝汤证，里虚容易表邪，桂枝汤主表，主身疼痛；

"手足烦热"，这个烦热也是虚烦，这是虚热，不是实热；

"咽干口燥"，津液虚，也是虚热。

小建中汤是桂枝汤为基础，倍芍药、加饴糖，

桂枝汤调和营卫、平衡阴阳，

加芍药治腹挛急、腹急，挛急、肚子疼，

饴糖为大温之品，补中虚，

小建中汤，建中气，强脾胃，有胃气则生，

因此，小建中汤为素体虚劳之人补虚、病后扶正善后建中之要方。

关于小建中汤，清·王子接《绛雪园古方选注》卷上曰："建中者，建中气也。名之曰小者，酸甘缓中，仅能建中焦营气也。前桂枝汤是芍药佐桂枝，今建中汤是桂枝佐芍药，义偏重于酸甘，专和血脉之阴。芍药、甘草有戊己相须之妙，胶饴为稼穑之甘，桂枝为阳木，有甲己化土之义。使以姜、枣助脾与胃行津液者，血脉中之柔阳，皆出于胃也。"

小建中汤，除《金匮要略》有，《伤寒论》也有。

《伤寒论》第 100 条曰："伤寒，阳脉涩，阴脉弦，法当腹中急痛，先与小建中汤。不差者，小柴胡汤主之。"

"阳脉涩"，即脉浮涩，

阳是指外面，轻取即得为浮，

但浮取脉涩，又按着弦，上下弦直有力，这种脉是小建中汤证的"阳脉涩"脉，

中虚有寒，不能消化水谷，精气不足，外面就会营卫气虚，即血、津液不足，就会"阳脉涩，阴脉弦"，

此脉亦为少阳脉，尤其是小柴胡汤证，气血也不足于外，血弱气尽，阳脉也是涩的，按着脉也弦，小柴胡汤证也主腹痛，所以这类的脉，"法当腹中急痛"，即腹中拘挛痛，先与小建中汤。

这里有小建中汤证，也有小柴胡汤证，
但为什么要先与小建中汤？

《伤寒论》第91条曰："伤寒，医下之，续得下利清谷不止，身疼痛者，急当救里。后身疼痛，清便自调者，急当救表。"

同时有里虚，又有表证时，"当先救里，后再解表"，
这是仲景治病原则，所以先与小建中汤救里，服小建中汤后病还没有完全好的，肚子还是痛，再与小柴胡汤善后，
因此，在《伤寒论》第100条文里，小柴胡汤可视作是小建中汤证的善后方，或者是第二套方案的补救方。

中医的善后，
其实就是治病过程中，医生把患者主要问题解决了，
再用善后调理的方法把遗留的其他问题解决，
或者是用其他的善后方法处理病后体虚等问题。

"急则治其标　缓则治其本"，这是治病的原则，
善后也是中医"治其本"的重要治疗思路。

其实，治病和做人做事一样，凡事不能做得太尽。
用药太过，就会伤人正气，
极则必反，盈则必亏，
须留一些余地，
病好八九成时，再通过养生保健解决余症，调养身体，避免过度治疗而导致反作用。

因此，《素问·五常政大论》曰："大毒治病，十去其六。常毒治病，十去其七。小毒治病，十去其八。无毒治病，十去其九。谷肉果菜，食养尽之。无使过之，伤其正也。不尽，行复如法。"

意思是说：

用性味偏盛的药治病，病去十分之六即停药；

用一般偏盛的药治病，病去十分之七即停药；

用稍有偏盛的药治病，病去十分之八即停药；

用无有偏盛的药治病，病去十分之九即停药。

再用粮食、肉类、水果、蔬菜等食品，调养到邪气去尽为止，

用药及饮食不要太过，否则会伤害人的正气，

如果邪气还不能去尽，仍按以上的方法调治。

治病，尤其是大病初愈，

如果医生不交代患者调养的方法，患者也不注意善后调养，

疾病就容易复发。

因此，清·刘奎《松峰说疫·善后篇》云："瘟疫愈后，调养之方，往往不讲。而抑知此乃后一段工夫，所关甚巨也。即如过饱者曰食复，脑怒者曰气复，疲于筋力者曰劳复，伤于色欲者曰女劳复。载在经书，世皆知之，尚有时而触犯。"

就是说，疾病初愈之后，

有些医生往往没有交代善后调养的方法，

然而，善后调养对于病后初愈者来说，非常重要。

因为如果病后初愈暴饮暴食，就会得"食复病"，

如果病后初愈爱发脾气愤怒，就会得"气复病"，

如果病后初愈劳顿，会得"劳复病"，

如果病后初愈沉迷于淫欲房事，会得"女劳复病"，

这些内容都记载在经典文献里了，世人皆知，

但是还是有很多人好了伤疤忘了疼，继续犯这样的错误。

"复病"，

顾名思义，就是因为病后不重视善后调养。

或暴饮暴食；

或气怒冲心；

或病后劳顿过度；

或病后沉迷房事；

导致重复得病，再次得病。

因此，不管你是医生，还是患者，

都应谨记、谨防，

避免病后出现《伤寒论·辨阴阳易瘥后劳复病脉证并治》所提到的瘥后劳复
病证。

"病患脉已解，而日暮微烦。以病新瘥，人强与谷，脾胃气尚弱，不能消谷，故令微烦；损谷则愈。"（398）

——《伤寒论·辨阴阳易瘥后劳复病脉证并治》

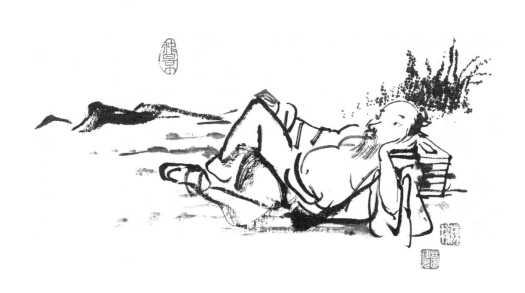

师父让我周末去讲一堂中医养生科普课，

我是专攻《伤寒杂病论》的，于是，我就着结合《伤寒论》来准备课件了。

所谓养生，就是把吃、喝、拉、撒、睡和情志处理好。吃、喝、拉、撒、睡好了，身体自然就好了。

所谓的治疗，也是让你的吃喝拉撒睡和情志都变好。

可以想象，一个人吃、喝、拉、撒、睡和心情都很好，也没有任何疼痛和不舒服，他会有什么病呢？

这种情况下，哪怕体检某项数据达不到西医指标，也应该是无大碍的，

所以，我们常人应该更加需要关注这些。

"吃"，就是吃饭。

相信每个人都应该知道怎样吃，只是很多人缺乏自律而已，

不暴饮暴食，少油辛辣，不酗酒等，相信大家都认同，

吃五谷杂粮，要吃早餐，

且早餐吃得要像皇帝、午餐吃得要像平民、晚餐吃得要像乞丐，

很多病是吃出来的，因此仲景说"损谷则愈"，意思是说少吃点病就好了，

《伤寒论》第 398 条曰："病患脉已解，而日暮微烦。以病新瘥，人强与谷，脾胃气尚弱，不能消谷，故令微烦；损谷则愈。"

"喝"，是喝水，

忌冷饮冷食。

冷饮冷食就等于给自己的脾胃浇一盆冰水，伤害脾阳，

仲景治病时，也非常重视脾阳，在五苓散方后特别交代"多饮暖水"，以振奋脾阳而发汗，

还交代"少少与饮之"，一下子喝过多水会令到脾胃负担过大，

运化来不及就会伤脾停湿，

严重的还会出现仲景说的"饮水多必喘；以水灌之亦喘"。

《伤寒论》第 75 条曰："未持脉时，病患手又自冒心。师因教试令咳，而不咳者，此必两耳聋无闻也。所以然者，以重发汗，虚故如此。发汗后，饮水多必喘；以水灌之亦喘。"

"拉"，是大便，

仲景说要"大便自调"。

《伤寒论》第 192 条曰："阳明病，初欲食，小便反不利，大便自调，其人骨节疼，翕翕如有热状，奄然发狂，然汗出而解者，此水不胜谷气，与汗共并，脉紧则愈。"

"自调"的大便应该每天一次，且成形、不难出，

如果"不调"而经常便秘或者拉稀，那需要找医生尽快治疗，不要拖延，

如果大便堵在肠子里不处理，就等于又臭又脏的腐秽之物堆积在体内，毒素被身体吸收，那是非常糟糕的事情，

仲景调大便有很多方法，如"实也，当和胃气，与调胃承气汤"。

"撒"，是小便。

仲景说"本小便日三四行"，意思是说，每天的小便应该在三四次左右才是正常。

《伤寒论》第 203 条曰："阳明病，本自汗出。医更重发汗，病已瘥，尚微烦不了了者，此必大便硬故也。以亡津液，胃中干燥，故令大便硬。当问其小便日几行，若本小便日三四行，今日再行，故知大便不久出。今为小便数少，以津液当还入胃中，故知不久必大便也。"

小便次数过多或者过少，或者尿频尿急，或者小便色白，或者小便涩痛等，都是不正常的，小便异常须及时找医生解决，不要拖延，

另外，正常人应该是没有夜尿，一觉睡到天亮，

如果夜尿，那肯定是阳虚，也需要尽快找医生治疗。

"睡"，是睡觉。

冬天主收藏要早点睡，夏天阳气升发，可以比冬天睡少些，但不能超过十一

点睡觉，熬夜晚睡会伤肝亡血，容易得肝病，

如果睡眠有问题，及时开方治疗，我们有很多很好的治疗睡眠方，如主"虚劳虚烦不得眠"的酸枣汤，主"心中烦、不得卧"的黄连阿胶汤。

《金匮要略·血痹虚劳病脉证并治》曰："虚劳虚烦不得眠，酸枣仁汤主之。"

《伤寒论》第 303 条曰："少阴病，得之二三日以上，心中烦、不得卧，黄连阿胶汤主之。"

最后是情志。

我常跟患者说，去做开心的事情，去养鱼种花、去公园唱歌、去跳舞、去爬山、去旅行、去社交，追求快乐，逃避痛苦。

不以物喜，不以己悲，

不困于心，不乱于情，

不畏将来，不念过去，

恬淡虚无，真气从之，

精神内守，病安从来。

如果发生胁痛、情绪不好时，可以及时喝点小柴胡冲剂，疏肝解郁，

或其他解郁药，如四逆散等。

《伤寒论》第 97 条曰："血弱、气尽，腠理开，邪气因入，与正气相搏，结于胁下。正邪分争，往来寒热，休作有时，嘿嘿不欲饮食，脏腑相连，其痛必下，邪高痛下，故使呕也，小柴胡汤主之。"

另外，人要有兴趣爱好，就好像我爱好中医一样，学习让我忙得不可开交，时间都不够用，哪有时间去焦虑其他事情啊。

如果发生焦虑，烦躁等问题，仲景还有很多方药可以解决，

如果是虚热而烦的，有栀子豉汤，

如果是心阳虚，心慌心悸的，有桂枝甘草龙骨牡蛎汤，

如果是谵语，一身尽重，不可转侧的，有柴胡加龙骨牡蛎汤，

如果是阳明里实，而谵语发狂的，有承气汤。

……

观其脉证，知犯何逆，随证治之。

辑三　溯本求源

发汗后，腹胀满者，厚朴生姜半夏甘草人参汤主之。（66）

——《伤寒论·辨太阳病脉证并治中》

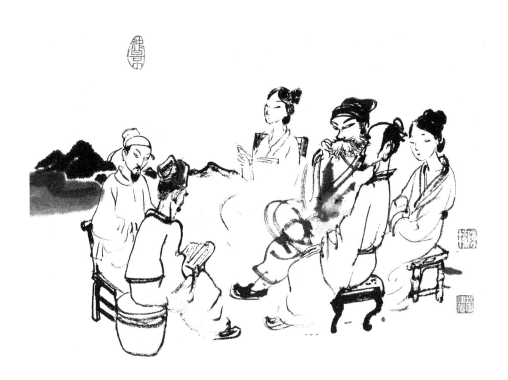

如果我不是在学习，
就一定是在学习的路上。

出差旅途的出租车上，高铁上、飞机上、酒店房间里，
不出差的上下班路上，
买菜路上、晨跑路上，
只要出门，一定会戴着耳机，听手机里的授课音频。

学习，从来就不是件轻松的事，
更不是简单的事。

但是，如果我们把这件事视作吃饭睡觉一样重要，
每天必做，每天重复做。
并且在学习之前，设定具体的学习目标，制定具体的学习计划，
具体到每天抄写、朗读、背诵具体数量的条文，
说到做到，坚持不懈地去执行，那学习起来就会变得简单许多。

我们很幸福，有古人留下的经典原文著作，
还有近现代医家留下的宝贵医案资料，
还有各种音视频、网络、APP 等，
这些都让学习这件事变得更加简单，更加随时随地。

学习仲景，我推荐大家学习胡希恕先生《伤寒论》及《金匮要略》授课
讲稿，
先生把仲景条文讲解得通俗、简单而易懂，

且理法清晰，有理有据，让人很快明白和信服。

好记性不如烂笔头，

抄写条文，是初学者不可或缺的过程，

曾经，为了把学习变得隆重而有仪式感，

我还特意买了专用的笔记本和不同颜色的笔，

每天抄写条文和记录心得。

这些学习笔记我将一直保存珍藏，

它们是我学习中医道路上孜孜不倦的努力见证，

笔记本将留给女儿陈海榕、陈海桦，

是父亲留给女儿的一笔精神财富。

学习仲景，我常把条文当作故事读。

如《伤寒论》第 62 ～ 72 条，原文为：

第 62 条曰："发汗后，身疼痛，脉沉迟者，桂枝加芍药生姜各一两人参三两新加汤主之。"

第 63 条曰："发汗后，不可更行桂枝汤。汗出而喘，无大热者，可与麻黄杏仁甘草石膏汤。"

第 64 条曰："发汗过多，其人叉手自冒心，心下悸欲得按者，桂枝甘草汤主之。"

第 65 条曰："发汗后，其人脐下悸者，欲作奔豚，茯苓桂枝甘草大枣汤主之。"

第 66 条曰："发汗后，腹胀满者，厚朴生姜半夏甘草人参汤主之。"

第 67 条曰："伤寒，若吐、若下后，心下逆满、气上冲胸、起则头眩、脉沉紧，发汗则动经，身为振振摇者，茯苓桂枝白术甘草汤主之。"

第 68 条曰："发汗病不解，反恶寒者，虚故也，芍药甘草附子汤主之。"

第 69 条曰："发汗，若下之，病仍不解，烦躁者，茯苓四逆汤主之。"

第 70 条曰："发汗后，恶寒者，虚故也；不恶寒，但热者，实也，当和胃气，与调胃承气汤。"

第 71 条曰："太阳病，发汗后，大汗出、胃中干、烦躁不得眠，欲得饮水者，少少与饮之，令胃气和则愈；若脉浮、小便不利、微热、消渴者，五苓散主之。"

第 72 条曰："发汗已，脉浮数、烦渴者，五苓散主之。"

变成故事就是。

有个患者，某天，他得了"脉浮，头项强痛而恶寒"的太阳病。

医生给他开了发汗药。

发汗太过了，流汗过多，身体津液亏虚了，

导致身体疼痛、脉沉迟。

这时候医生可以用"桂枝加芍药生姜各一两人参三两新加汤"把津液补回来，

新加汤是在桂枝汤的基础上，把芍药和生姜量加大，另加三两人参，

这些都是补津液的药，把身体的津液补回来。

如果太阳病发汗太过，

且还在继续不断地出汗，

肺为水之上源，

水液失常伤到肺，导致咳嗽气喘，

就用"麻黄杏仁甘草石膏汤"宣肺、止咳平喘。

如果太阳病发汗太过，

津液亏虚，导致心脏力量不足，即心阳虚，

并且心虚到用手按着胸部才舒服，

这时候需要用"桂枝甘草汤"强心阳，

把心脏动力强壮起来，津液就补回来了。

如果太阳病发汗过多，导致肚脐下小腹跳动，

如果不及时处理就会变成"气上冲"之"奔豚"。此"奔豚"现象产生原理就像一根水管出水太快，但源头却没有足够的水源供应，或水管另外一头淤堵，从而产生负压、冒气，

这时候就要用"茯苓桂枝甘草大枣汤"利小便，降冲逆。

如果太阳病发汗过多，

导致脾胃运化失常，腹胀痞满，

用"厚朴生姜半夏甘草人参汤"下气消满，补中益气。

如果太阳病发汗吐下太过后，津液运化失常。
导致水饮内停，脾胃逆满，
而致蹲下再起来水液激动，人就会晃动眩晕，
用"茯苓桂枝白术甘草汤"降逆驱水，消除眩晕。

如果太阳病发汗后，
身体津液越来越虚，
可以用"芍药甘草附子汤"把津液补回来，
芍药酸苦涌泄敛阴，炙甘草滋阴养血、益气通阳。

如果太阳病发汗后，
或者泻下后，病没有好，
反而烦躁了，这是身体虚寒了，
用"四逆汤"把身体温暖强壮回来，
加茯苓祛湿宁心安神除烦。

如果太阳病发汗后，
因为肠胃津液亏虚，导致大便硬、大便难，
便秘了，用"调胃承气汤"少少和之，
大便通了，津液也会回头的。

如果太阳病发汗后，
小便不利，烦躁口渴，
身体缺水了，就先喝点水，少少的喝，
通过喝水慢慢地补充回来，
即"少少与饮之"。
大量喝水可能会因为水液过多不能运化而停饮，
停水过多还会导致喘或者眩晕。

太阳病发汗后，
如果体内缺水而口渴，

喝了水后，还不解渴的，

用"五苓散"，

利小便，急下存阴。

我还体会到，

学习《伤寒论》，应从熟读原文开始。

你至少在进入浩瀚海洋的各家注解之前，

先要对原文内容有个初步印象和了解吧，

这样学习起来才知前后如何连贯，才胸有成竹。

不熟悉原文就直接学习注解，很容易被各家不同的解读带着走，甚至走偏。

阅读古文，

最好能大声朗读出来，阅读才更有意义，

印象才会更加深刻。

回忆过去，

在我家附近的烈士陵园，

中山大学北校区校园里，

我出差旅馆的房间里，

都曾留下过我朗读仲景条文的声音。

现在，每每再到这些曾经大声朗读过仲景条文的地方，

仍感觉留有余声。

《伤寒论》和《金匮要略》原本是一部书，合为《伤寒杂病论》，

是后人把它一分为二。

学习过程中，你会发现，《伤寒论》里有《金匮要略》，《金匮要略》离不开
《伤寒论》。

你中有我，我中有你，不可分割。

因此，学习仲景，《伤寒论》和《金匮要略》两部书都要熟读，

贯穿学习，帮助相互理解。

仲景经方，经方经药，寻觅出处，推荐参考《神农本草经》，

徐灵胎《神农本草经百种录·序》曰："汉末张仲景《金匮要略》及《伤寒论》中诸方，大半皆三代以前遗法，其用药之义，与《本经》吻合无间，审病施方，应验如响。"

《伤寒杂病论》和《神农本草经》两书共同涉及的药材，

大多释义吻合，我们可以追根溯源，相互推敲和互补。

如薯蓣一药，即怀山、山药，

《神农本草经》曰："主伤中，补虚羸，除寒热邪气，补中，益气力，长肌肉。"

《金匮要略》曰："虚劳诸不足，风气百疾，薯蓣丸主之。"

薯蓣丸重用山药为君，补中益气，和《本经》"补中，益气力，长肌肉"相吻合。

如麦门冬一药，

《神农本草经》曰："胃络脉绝，羸瘦短气。"

《金匮要略》曰："火逆上气，咽喉不利，止逆下气者，麦门冬汤主之。"

麦门冬汤重用麦门冬为君，补充胃肺津液，培土生金，和《本经》"主胃络脉绝，羸瘦短气"相吻合。

······

学习仲景，

要想得到快速进步，还须不断地临床。

只有不断地临证实践，进步才会更快，

知识才会不断得到累积，

中医属于经验医学，

白天看病，晚上学习，是中医人真实的生活状态。

所谓的学习，

不过是重复再重复、坚持再坚持罢了，

不忘初心，方得始终。

路漫漫其修远兮，我将上下而求索，

尽管"古文精炼，句子简洁，不好理解，让人难懂"，
尽管有些老师把条文注解得很复杂，
甚至有些本来很简单的内容，也讲得复杂玄乎，
遇到一些本来就觉得中医难学的学子，觉得难上加难。

但是，我相信，
如果你只要遵循"复杂的事情简单做，简单的事情重复做"。
去坚守，去重复，
去累积，去沉淀，
也会有所收获的。

"不在夕阳下幻想，要在旭日东升时行动"，慢慢地，慢慢地。
你也会觉得，学习仲景，原来也不是那么难的。

太阳病，头痛、发热、汗出、恶风，桂枝汤主之。(13)

——《伤寒论·辨太阳病脉证并治上》

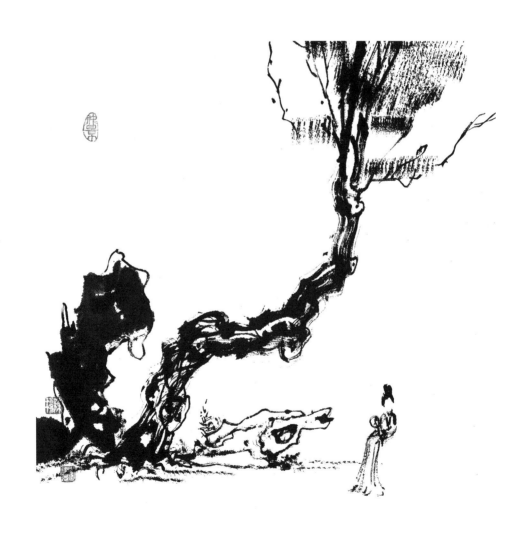

学习，从来都是为主动学习的人准备的，
主动学习的人，都会有一些优秀的特质。

他们有良好的生活习惯，
无人监督也能做到严格自律，
敢于思考，亦善于思考，
不给自己设限，相信自己，
极其渴望知识，不怕困难。

在"中医经典沙龙"微信群里，
有人抛出了一个命题："何谓仲景辨证？"
于是，七嘴八舌的，大家讨论热烈了起来。
有人说"仲景辨证"就是"六经辨证"；
有人说"六经辨证"是"经络辨证"；
有人说《伤寒论》不应该解读为"六经辨证"，而应是"六病辨证"；
还有人说，《伤寒论》是辨证的，《金匮要略》是辨病的。
……

中医源远流长，
经过几千年的发展，学术派生，
当下，除开仲景辨证，
还有"病因辨证、气血津液辨证、经络辨证、脏腑辨证、卫气营血辨证、三焦辨证"等，
这些辨证方法各自有各自的特点，
辨证侧重各有不同。

相对而言，仲景辨证不是依靠所谓高大上而复杂的理论支撑的辨证体系，

而是根据古人几千年和疾病作斗争累积下来的"病症、脉，等证，并治"的临床治疗经验。

其辨证方法清晰、准确，

无华而朴实。

简单而使用方便，

治疗更加直接有效。

中医辨证，本身也是将四诊（望、闻、问、切）所收集的有关疾病的所有资料，包括脉象、症状和体征，运用中医学理论进行综合分析，辨清疾病的原因、性质、部位及发展趋向，然后概括、判断为某种性质的证候的过程。

比如，"桂枝汤证"收集的资料应该是："脉浮而缓、恶寒发热、汗出、头痛"等症状的概括。

"麻黄汤证"收集的资料应该是："脉浮紧、恶寒发热、无汗、头身疼痛、或鼻塞流清涕，咳嗽"等症状的概括。

中医学中的"症"和"证"的概念不同，

但两者之间又有着密切联系。

"症"，是指疾病的单个症状，

如发热、畏寒、口苦、胸闷、便溏、苔黄等。

"证"，是指证候，

即疾病发展过程中，某一阶段所出现若干症状的概括，

例如，感冒患者有"中风"的"桂枝汤证""伤寒"的"麻黄汤证"。

由此，症是疾病的现象，证则反映疾病的本质。

关于"仲景辨证"，仲景在《伤寒论》和《金匮要略》每个篇章的标题里都已经交代了具体而清晰的辨证方法，

如"辨太阳病脉证并治""血痹虚劳病脉证并治"，

"辨太阳病脉证并治"可解读为"辨太阳病症状和脉等证，并治"，

"血痹虚劳病脉证并治"可解读为："辨血痹、虚劳病症状和脉等证，并治"。

也就是说，仲景辨证，

是通过辨别"病的症状（即寒热、大小便、汗出、口干口苦口渴、呕吐、头晕头痛和舌苔等）""脉"等的不同表现综合分析辨证施治的。

如《伤寒论》太阳病"中风"的辨证，
第 1 条曰："太阳之为病，脉浮、头项强痛而恶寒。"
第 2 条曰："太阳病，发热、汗出、恶风、脉缓者，名为中风。"
第 13 条曰："太阳病，头痛、发热、汗出、恶风，桂枝汤主之。"

意思是说，太阳病，脉是浮的，身体的症状表现是头项痛和怕冷，
如果同时兼有身体发热、有汗出，且怕冷，还恶风，脉浮但缓，这样的表现是太阳病里的"中风"，用桂枝汤治疗。

仲景通过"辨病脉证并治"的辨证方法，
是前人的经验累积，也符合后人总结的一些理论，
使用简单，直接有效。
……

辨脉的浮沉迟数，辨身体的恶寒或者发热，出汗或者无汗，口渴或者不口渴，大便实或者下利，小便利或者不利，舌苔的白或者黄，头身痛或者不痛，眩晕或者不眩晕，咳喘或者不咳喘，欲寐或者不寐，烦躁或者安静，呕吐或者不呕吐等症状来论治的。

一般情况下，
如果脉是浮的，病位在表，
脉是沉的，病位在里，
如果是恶寒的，病在表，
如果发热的，病在表也可能会在里，或者半表半里，
如果太阳病出汗的，就是中风，不出汗的，就是伤寒。
口渴的可能是津液缺失，或者有热。
如果不渴的，可能是少阳虚寒，或者津液过剩，或者身体处于正常状态。
大便难可能是阳明病承气汤证，如果下利，各种情况都有可能，或阳明病，或太阳阳明合病，或太阳虚寒等。

如果小便多，可能是肾不行水，或者水湿泛滥，

如果小便不利，可能是下焦湿热、热结，可以考虑五苓散、猪苓汤。

如果舌苔白的属于偏寒，如果舌苔黄的属于偏热，

如果头痛的可能是上虚，或者上实，

如果眩晕的可能是体内停饮，可以想到茯苓桂枝白术甘草汤或者真武汤。

如果咳嗽的，可能是太阳病的咳嗽，也有可能是少阳病的咳嗽，有时阳明病也会导致咳喘，临床须根据四诊合一，依法治之。

……

中医人都知道，

仲景经方治病疗效好，

只要辨证准确，效果会立竿见影。

于是，很多中医人视仲景学术为终极追求目标，

但很多人学不进去，

有些还因困难而中途放弃。

我认为，没有学进去，

除缺乏执行力外，有些是因为已重点学过其他辨证，先入为主了，

先入为主后，你再来学仲景辨证时，

就可能会被其他辨证思想先入为主而影响。

可以想象，

在你脑海里，已固有一套你认为是正确的辨证思想了，

你就很难再容纳另外一套不一样的辨证思想。

如同一个已装满水的杯子，

你再往杯里倒水，怎么倒也倒不进去的，

倒进去的水也会被溢出来。

我还发现。有些院校老师教课的《伤寒论》不是按照仲景条文顺序和疾病传变规律逐条解读的，

也不是以每个条文的"病脉证并治"为主要来解读，

而是带有其他辨证方法的影子，并以现代证候学分类来准备课件和授课。

如"阳明病"篇，有老师的课件是以"概论""脾胃肠自成特殊系统""阳明生理功能""阳明病因病机""证型""治则""预后""阳明病辨证纲要""阳明病提纲""阳明病病因病机""阳明病脉证""阳明病本证""阳明病热证""白虎汤证""阳明病实证""阳明病寒证""阳明病虚证""阳明病变证""发黄证""血热证""阳明病预后""阳明病欲解时"等提纲和顺序授课。

……

我认为，

不以仲景原文为主要的解读，而以现代证候学及其分类来解读，会让原本可以"简简单单学仲景"变得复杂化，

这种偏离了仲景本意，脱离仲景本源的解读方法，

会一定程度上给中医学子们带来学习混乱，

甚至是一种学习障碍，

会把一部分学子挡在仲景门外。

……

尽管。我在主攻《伤寒杂病论》之前，

也学习了四大基础的院校教材。

庆幸的是，在我对各种辨证方法还懵懵懂懂时，

也是在我踏入中医之门的第二年。

在恩师杨宏志教授的要求和影响下，

如同针灸泰斗、岭南针灸流派靳三针发明人靳瑞教授（我第二位师父袁青教授的师父）所言："临渊羡鱼不如退而结网。"

我也及时放下了一切，退而结网，

重点学习《伤寒杂病论》。

现在看来，

当初"放下一切，主攻《伤寒杂病论》"，

绝对是正确的！

师曰：病奔豚，有吐脓，有惊怖，有火邪，此四部病，皆从惊发得之。

——《金匮要略·奔豚气病脉证并治》

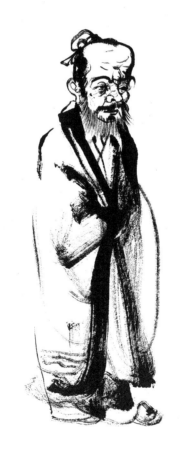

我把人体比作压力容器，

或比作密封性很好的紫砂茶壶。

容器上下有孔，

上为口鼻，下为二阴，

压力容器的四壁还有很小的毛孔。

人体所有的皮肤腠理及毛孔应当收放自如，

出汗的时候打开，

不出汗的时候关闭。

如果某个地方闭塞不通了，

身体就会发生异常，

有些会引发"奔豚"这样的疾病。

我也以治疗"奔豚"的桂枝加桂汤证来比喻压力容器这个物理原理，

《金匮要略·奔豚气病脉证治》曰："发汗后，烧针令其汗，针处被寒，核起而赤者，必发奔豚，气从小腹上至心，灸其核上各一壮，与桂枝加桂汤主之。"

桂枝加桂汤方：桂枝五两，芍药三两，甘草二两（炙），生姜三两，大枣十二枚。

上五味，以水七升，微火煮取三升，去滓，温服一升。

意思是说，得伤寒病了，

用麻黄汤之类的汗剂发汗后，

医生还继续用烧针的方法让患者发汗，

发汗后再发汗，就会让身体津液亏虚，

身体虚了就容易受到寒邪。

特别是被烧针刺过的地方，更容易受到风寒，

如果针处受到寒邪了就会发炎红肿，

"针处被寒"及周围的毛细孔就会紧闭，

起一粒一粒的鸡皮疙瘩，并连锁反应扩散到全身。

这个时候，身体这个压力容器的四壁，即腠理毛孔就会全部紧闭，

因为身体水液代谢后，糟粕最后都会变成大小二便往下排出，

水液糟粕顺利往下走的条件是身体压力容器四壁的腠理毛孔不闭塞，收放自如，

如果身体皮肤腠理毛孔闭塞了，

水液糟粕往下排时，就会产生"气从小腹往上冲"的奔豚现象。

这时候可以用桂枝加桂汤，温通心阳，把身体温暖回来，

平冲降逆，消奔豚，

桂枝加桂汤为桂枝汤加桂枝二两，

桂枝汤外为调和营卫，解肌发表，内为温养阳气，补益脾胃，

内加桂枝，外加"灸其核上各一壮"，

温暖皮肤，温振心阳，镇阴寒以平冲逆。

……

桂枝加桂汤治奔豚的原理，

如同一个倒满水密封很好的紫砂茶壶，

你斟茶时如果用拇指按住茶壶出气孔，茶水是倒不出来的，

拇指放开，才会有茶水出，

如果不是紫砂壶，而是出水口相对较大类似于紫砂壶原理的其他容器，

因为出水口大，哪怕是堵住出气孔，因为压强作用也会流出一些水，

但每次流下少许水的时候，负压的作用下都会先吸收一些空气，

这就是有气往上冒，即"奔豚"的原理，

吸收空气泄压后才会有新的水流下去。

同样的道理，如果不是毛孔闭塞的"桂枝加桂汤证"，

而是下部堵塞、小便不利的"五苓散证"，

这时候就需要利小便。

把下面疏通了，上面及表皮的汗才能顺利发出来，表才能解，

五苓散里有桂枝，也可以把表皮的水邪从小便带出，邪出表解。

人体这个压力容器，不管是表或里，上或下，

身体任何部位堵住了，都会发生异常。

临床中，并不只有寒邪才令人体毛孔紧闭堵塞发生奔豚，

受到惊吓、恐惧害怕后，身上也会起鸡皮疙瘩而毛孔闭塞，

甚至会痰火上扰，肝气郁结、肝风内动而发生奔豚。

《金匮要略·奔豚气病脉证治》云："师曰：病奔豚，有吐脓，有惊怖，有火邪，此四部病，皆从惊发得之……师曰：奔豚病，从少腹起，上冲咽喉，发作欲死，复还止，皆从惊恐得之……奔豚气上冲胸，腹痛，往来寒热，奔豚汤主之。

奔豚汤方：甘草、芎䓖、当归各二两，半夏四两，黄芩二两，生葛五两，芍药二两，生姜四两，甘李根白皮一升。

上九味，以水二斗，煮取五升，温服一升，日三夜一服。"

意思是说：奔豚病、吐脓病、惊恐病、火邪病，这四种病可能都会因为受到惊吓导致的。

奔豚病发病时会有气从少腹部向咽喉部上冲，

发作的时候会非常痛苦，人要死一样，一阵一阵的发作，

有些是因为受到惊吓恐惧导致的。

奔豚，气上冲胸，

有些奔豚病还会有腹痛，反复发热和怕冷，可用奔豚汤治疗。

奔豚汤中大寒之甘李根白皮清肝热、降逆气、止奔豚，配伍苦寒之黄芩，下肝气清郁热，

当归、川芎、芍药养血调肝，

葛根、半夏、生姜升清降浊，和胃降逆，

甘草益气和中，调和诸药，和芍药为芍药甘草汤，可缓急止痛，

诸药合用，肝脾两调。

现实中，生气也会导致肝气郁结发生奔豚病，

我在《遇见中医1》的"小柴胡"一文也提到。

摘录部分内容为下：

夜里，堂姐来电。

她觉得有气从小腹部不断地往心上冲，心烦，无法入睡，已半个时辰了，问我该如何是好。

堂姐近日工作繁重，外甥还小不听话，贪玩游戏，顶撞了她两句，劳累又加气闷。

我断定此为怒伤肝、肝郁气结，气机不畅，引起气逆发作的奔豚。

半夜三更的，去哪儿抓奔豚汤啊？

我沉思片刻，问堂姐家中有没有小柴胡冲剂，喝五包。

一小时后堂姐来电，惊喜地说："喝小柴胡后，那股向上冲的气没有了，很有效！但小柴胡不是治感冒的吗？"

我尽量用堂姐能理解的话解释说："小柴胡汤中柴胡、人参、红枣主升，黄芩、半夏、生姜主降，升降并用，可打通人体三焦津液通道，协调身体气机升降，身体上下气机畅通了，向上冲的气也就消失了，小柴胡不仅仅能治你的气逆，前段时间我妈妈的晕眩也是吃小柴胡好的。"

……

临床中，发汗后，皮肤肌肉津液流失过多，但身体水道不通，导致新的津液补不上来，停水下焦而致脐下跳动，发展下去也会发生奔豚，

可用"茯苓桂枝甘草大枣汤"提前干预和治疗。

《金匮要略·奔豚气病脉证治》云："发汗后，脐下悸者，欲作奔豚，茯苓桂枝甘草大枣汤主之。

茯苓桂枝甘草大枣汤方：茯苓半斤，甘草二两（炙），大枣十五枚，桂枝四两。

上四味，以甘澜水一斗，先煮茯苓，减二升，内诸药，煮取三升，去滓，温服一升，日三服。

甘澜水法：取水二斗，置大盆内，以勺扬之，水上有珠子五六千颗相逐，取用之。"

茯苓桂枝甘草大枣汤即苓桂术甘汤去白术加大枣倍茯苓，

水停下焦，故倍茯苓，以伐肾邪，

其病由汗而起，桂枝可解肌、降冲逆、泄奔豚，

甘草、大枣之甘可滋助脾土平肾气，

脾主运化，土强自可制水，脾肾阳强则能御阴，

欲作奔豚之病，自潜消而默化矣。

太阳与少阳合病，自下利者，与黄芩汤；若呕者，黄芩加半夏生姜汤主之。（172）

——《伤寒论·辨太阳病脉证并治下》

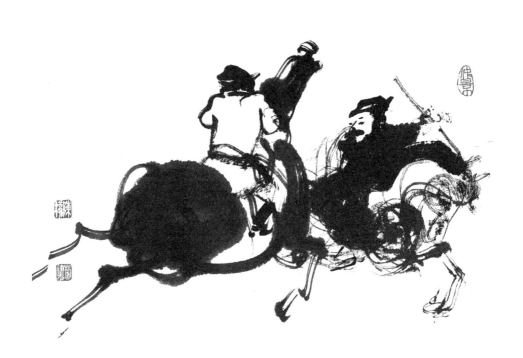

师妹问：何谓"合病"，何谓"并病"？

《医学心悟》曰："合并病者，伤寒传经之别名也。或两经同病，或三经同病，名曰合病。若一经病未已，复连及一经，名曰并病。"

意思是说，"合病"和"并病"是伤寒六经传经的别名，

两种病或三种病同时出现的叫作"合病"，

如果一种病还没有好，又出现另外一种病，这种情况叫做"并病"。

"合病"，如《伤寒论》所述。

第 32 条曰："太阳与阳明合病者，必自下利。葛根汤主之。"

第 33 条曰："太阳与阳明合病，不下利，但呕者，葛根加半夏汤主之。"

第 36 条曰："太阳与阳明合病，喘而胸满者，不可下，宜麻黄汤。"

第 172 条曰："太阳与少阳合病，自下利者，与黄芩汤；若呕者，黄芩加半夏生姜汤主之。"

第 219 条曰："三阳合病，腹满身重，难于转侧，口不仁面垢，谵语遗尿。发汗则谵语，下之则额上生汗，手足逆冷。若自汗出者，白虎汤主之。"

第 256 条曰："阳明少阳合病，必下利。其脉不负者，为顺也。负者，失也，互相克贼，名为负也。脉滑而数者，有宿食也，当下之，宜大承气汤。"

第 268 条曰："三阳合病，脉浮大，上关上，但欲眠睡，目合则汗。"

"并病"，如《伤寒论》所述。

第 48 条曰："二阳并病，太阳初得病时，发其汗，汗先出不彻，因转属阳明，续自微汗出，不恶寒。若太阳病证不罢者，不可下，下之为逆，如此可小发汗。设面色缘缘正赤者，阳气怫郁在表，当解之，熏之。若发汗不彻，不足言，阳气怫郁不得越，当汗不汗，其人躁烦，不知痛处，乍在腹中，乍在四肢，按之

不可得，其人短气但坐，以汗出不彻故也，更发汗则愈。何以知汗出不彻？以脉涩故知也。"

第 142 条曰："太阳与少阳并病，头项强痛，或眩冒，时如结胸，心下痞硬者，当刺大椎第一间、肺俞、肝俞，慎不可发汗；发汗则谵语，脉弦，五六日，谵语不止，当刺期门。"

第 150 条曰："太阳少阳并病，而反下之，成结胸，心下硬，下利不止，水浆不下，其人心烦。"

第 171 条曰："太阳少阳并病，心下硬，颈项强而眩者，当刺大椎、肺俞、肝俞。慎勿下之。"

第 220 条曰："二阳并病，太阳证罢，但发潮热，手足漐漐汗出，大便难而谵语者，下之则愈，宜大承气汤。"

《伤寒论》中，只有三阳病条文提及"合病"和"并病"，

而三阴病中未明确提及，

因此，有人认为只有三阳病才有"合病"和"并病"，三阴没有。

然而，真的如此吗？

《医学心悟》云："伤寒书云：三阳有合病，有并病，三阴无合病，无并病。果尔则太阴必不与少阴同病乎？少阴必不与厥阴同病乎？且太阴病未瘥，必不至并于少阴，少阴病未瘥必不至并于厥阴乎？若然，则三阴之证，何以相兼而并见乎？又何以三阳三阴之邪，互相交错而为病乎？是知合病、并病，有合于阳者，即有合于阴者，有并于阳者，即有并于阴者。"

意思是说，《伤寒论》列出了三阳有合病，有并病，

但三阴病却没有提到合病、并病，

那是不是就说明太阴病的同时，就不会有少阴病同时出现，少阴病的同时也不会有厥阴病出现？

而且三阴病没有合病、并病的话，那太阴病没有痊愈时，是不是就不可能有少阴病，少阴病没有痊愈时就不可能有厥阴病？

如果真的是这样，三阴病又如何传变？

又何以体现三阳三阴病之错综复杂，相互交错？

因此，综上所述，既然三阳病有合病、并病，

三阴病也会有合病和并病。

我们从"合病""并病"也可以窥探到仲景经方加减化裁之用意，
如：同时有太阳中风和太阳伤寒的"桂枝麻黄各半汤"。
同时有太阳中风和太阴脾虚的"桂枝人参汤证"；
同时有太阳病和少阳病的"柴胡桂枝汤"；
同时有太阳病和阳明病的"白虎加桂枝汤、桂枝加大黄汤"；
同时有少阳病和阳明病的"柴胡加芒硝汤方、大柴胡汤、柴胡加龙骨牡蛎汤"。
……

由此，《医学心悟》又曰："治法不论三阳、三阴。凡两经合病，则用两经药同治之。三经合病，则用三经药同治之。若一经病未瘳，复并一经，则相其先后、缓急、轻重而药之，斯无弊耳。然则合、并病者，岂非伤寒传经之别名欤！"

意思是说，治病不管是三阳病或者三阴病，
两种病同时出现的，我们可以两个方合在一起使用，
三种病同时出现的，我们可以三个方合在一起使用，
但如果一种病未好，后来又出现了另外一种病，
这时候就应该根据病的先后顺序，缓急、轻重来用药了，
只要遵循这些原则，就不会有什么问题的。

由此，所谓的"合病""并病"，
只不过是伤寒传病之别名罢了。

自利不渴者，属太阴，以其脏有寒故也。当温之，宜服四逆辈。（277）

——《伤寒论·辨太阴病脉证并治》

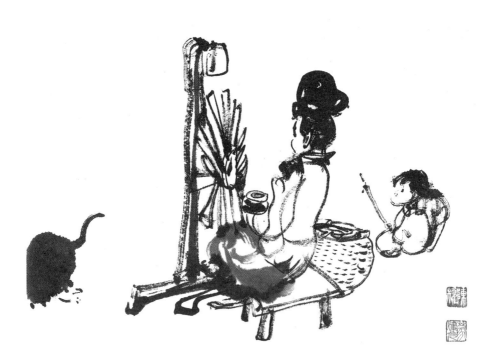

广州中医药大学附属第一医院住院中心楼 13 楼大会议室，
由李赛美教授及团队主办的一年一度国际经方班火热举行。

物以类聚，人以群分，
爱学习的人总是很容易聚到一起，
我们同门师兄弟一行几人走出会场，
下楼来到医院住院楼和门诊楼之间的公园小憩。

公园艳丽的植物花草、古意画风的楼亭，
还有曲折蜿蜒的石板小径……
这自然的环境，让我们瞬间从压抑的钢筋水泥高层建筑，直接进入放松的舒
适状态。
设计师在寸金寸土的医院里预留出这么一大块让医者和患者自由释放的
空间。
这种空间设计思想，其实就是今天国际经方会议上北京大学医学人文研究院
教授王一方教授演讲提及的："让患者有事可做，让患者等待不再焦虑，让患者
负面情绪通过空间释放"的"场所精神与医患和谐"的思想构建设计。
……

师弟突然问道，《伤寒论》这么多方，怎么记啊？
有没有什么好的方法啊？
我建议初学者从"常用经方"入手。

意大利经济学者巴莱多，在 1897 年研究发现了一种数学关系规律，研究发
现社会上大约 80% 的财富由大约 20% 的人掌握。

这种数学关系规律在经济学上叫作"二八定律"，也叫"关键少数法则"，"二八定律"关系规律在经方使用比率上也充分体现。

《伤寒论》398 条文，合计 113 方，
大约 80% 的常见疾病可由大约 20% 的经方加减化裁治疗，
初学者，短时间内记住所有方剂难度大，
但可以先重点熟记治疗常见病的少数常用方，
先易后难，这也是我对初学者的个人建议。

但是，哪些方最常用，
哪些方是治疗常见疾病的，
这需要先了解伤寒六病的各自特点，它们各自的特点为：
"太阳多变、阳明多实、少阳多郁、太阴多虚、少阴多衰、厥阴多杂。"
……

太阳病的特点是"多变"，
相对于其他病变化多，变化快，
患者今天是桂枝汤证，如处理不妥当，第二天可能就会传变为小柴胡汤证了，
如果是小朋友，变化会更快，
小朋友阳气盛，正邪交争激烈，有时候一天几个变化，上午是桂枝汤证，下午就可能演变成麻黄杏仁甘草石膏汤证了。

伤寒六病的传变，《伤寒论》第 4 条曰："伤寒一日，太阳受之。脉若静者，为不传。颇欲吐，若躁烦，脉数急者，为传也。"

就是说，得了太阳病，一天或者几天后，
如果脉没有变化，那就是病还没有传变，
如果想呕吐，那可能是传到少阳病了，
如果感觉烦躁，脉变得急快，那就可能传到阳病了，
如《伤寒论》第 5 条所言："伤寒二三日，阳明、少阳证不见者，为不传也。"

仲景说，不管疾病已传或是未传，

我们都需要"观其脉证，知犯何逆，随证治之"。

如果本来是麻黄汤证的，你却用了桂枝汤证，那就是误治了，

这是基本的常识，不要去犯这样的错误。

即《伤寒论》第16条曰："太阳病三日，已发汗，若吐、若下、若温针，仍不解者，此为坏病，桂枝不中与之也。观其脉证，知犯何逆，随证治之。桂枝本为解肌，若其人脉浮紧、发热、汗不出者，不可与之也。常须识此，勿令误也。"

因为太阳病变化多端，情况复杂，

所以，太阳病篇常用方在伤寒六病里占比最多。

本证的常用方主要是桂枝汤和麻黄汤，

有汗的就用桂枝汤，无汗就用麻黄汤。

还有变证、兼证及杂病的常用方："桂枝麻黄各半汤、桂枝加葛根汤、葛根汤、五苓散、小柴胡汤、麻黄杏仁甘草石膏汤、葛根黄芩黄连汤、茯苓桂枝白术甘草汤、半夏泻心汤、旋覆花代赭石汤、栀子豉汤"等。

阳明病的特点是"多实"，

以腑头结热为主。

何缘得阳明病？

《伤寒论》第181条曰："太阳病，若发汗，若下，若利小便，此亡津液，胃中干燥，因转属阳明，不更衣，内实，大便难者，此名阳明也。"

就是说，因为太阳病汗吐下亡失津液后，

导致肠胃干燥，大便硬，大便难，便秘，

这就是阳明病，也是仲景说的"正阳阳明，胃家实也"。

阳明病，除"正阳阳明"，还有"太阳阳明、少阳阳明。"

即《伤寒论》第179条曰："太阳阳明者，脾约是也。正阳阳明者，胃家实是也。少阳阳明者，发汗利小便已，胃中燥烦实，大便难是也。"

因此，阳明病篇的常用方有正阳阳明的承气汤，
阳明内热的白虎汤及郁热在里的茵陈蒿汤等三类方，
白虎汤类方包括白虎加人参汤，
承气汤包括大承气汤、小承气汤、调胃承气汤等。

仲景说的"胃家实"的"胃"，
其实指的是人体解剖学"肠"的器官，包括大肠和小肠，
仲景说的"心下"才是指解剖学的"胃"。
小青龙汤的"心下有水气"；
泻心汤证的"心下痞"；
承气汤证的"心下痛"；
茯苓甘草汤的"心下悸"的"心下"，
均是指现代解剖医学的胃脘腹部。

三承气汤可根据腑实程度加减化裁，
一般里热便秘用调胃承气汤，
如果腑实加腹满可用小承气汤，
腑大实满用大承气汤。

如果没有腑实，但热结在里，渴欲饮水，与白虎汤，
严重口渴的"大烦渴不解，脉洪大者"加人参为白虎加人参汤，
人参可以补充津液生津解渴，
"瘀热在里，身发黄"即黄疸病，与茵陈蒿汤，
茵陈栀子大黄三味药，茵陈去湿、栀子去热、大黄去实。
……

少阳病的特点是"多郁"，
三焦水道郁滞、肝胆郁堵、情志抑郁等。
少阳为枢，枢即枢纽，是指事物相互联系的中心环节。
如交通枢纽，为路网客流、物流和车流的集散和中转中心，
如水利枢纽，通过水坝调控，分流向各分支河流小溪灌溉农田。

如果水道堵了，里外的水道不通了，就会出现"正气相搏，结于胁下，正邪分争，往来寒热，胸胁苦满，嘿嘿不欲饮食，心烦喜呕，或胸中烦而不呕，或渴，或腹中痛，或胁下痞硬，或心下悸、小便不利，或不渴、身有微热，或咳……"等症状，小柴胡汤主之。

因此，少阳病的常用方为小柴胡汤，

还有大柴胡汤、柴胡桂枝汤、柴胡加龙骨牡蛎汤等柴胡剂。

如果"热结在里，复往来寒热者"即有少阳病兼有阳明腑实的"少阳阳明"，与大柴胡汤。

如果"发热、微恶寒、肢节烦痛、微呕、心下支结、外证未去者"即有柴胡证同时也有桂枝证，与柴胡桂枝汤。

如果"胸满、烦惊、小便不利、谵语、一身尽重，不可转侧者"，即胸部痞满，心烦，害怕，失眠，情志失常，全身重，与柴胡加龙骨牡蛎汤。

……

太阴病的特点是"多虚"，

相对多实热的阳明病，太阴以虚寒为主，

虚寒，就会导致太阴病提纲所说的"腹满而吐，食不下，自利益甚，时腹自痛。"

《伤寒论》第 277 条曰："自利不渴者，属太阴，以其脏有寒故也。当温之，宜服四逆辈。"

《素问·五常政大论》亦曰："治热以寒，温而行之，治寒以热，凉而行之。"

因此，太阴病的常用方为四逆辈、理中丸。

理中者，理中焦也。

理中丸方：人参、白术、甘草（炙）、干姜各三两。

上四味，捣筛为末，蜜和为丸，如鸡子黄许大。以沸汤数合，和一丸研碎，温服之，日三四，夜二服。腹中未热，益至三四丸，然不及汤。汤法，以四物，依两数切，用水八升，煮取三升，去滓，温服一升，日三服。

理中丸服法医嘱的"然不及汤"，即"丸不及汤"，

意思是说如果丸剂效果不好，就用汤剂，

正所谓"汤者荡也，丸者缓也"，

汤药相对于丸剂，更加容易被吸收，药力发挥作用会更大和更快。

理中丸的汤剂不叫理中汤，叫人参汤，

出自《金匮要略·胸痹心痛短气病脉证并治》，曰："胸痹心中痞，留气结在胸，胸满，胁下逆抢心，枳实薤白桂枝汤主之。人参汤亦主之。

人参汤方：人参、炙甘草、干姜、白术各三两。上四味，以水八升，煮取三升，温服一升，日三服。"

……

少阴病的特点是"多衰"，

到了少阴病病情就会比较严重了，

心肾功能衰竭，致阳气虚衰，手足逆冷，

会出现很多"难治"和"死"证，不及时处理，就会非常危险。

如《伤寒论》少阴病篇所述。

第 295 条曰："少阴病，恶寒，身蜷而利，手足逆冷者，不治。"

第 296 条曰："少阴病、吐、利、躁烦、四逆者，死。"

第 297 条曰："少阴病，下利止而头眩，时时自冒者，死。"

第 298 条曰："少阴病、四逆、恶寒而身、脉不至、不烦而躁者，死。"

第 299 条曰："少阴病六七日，息高者，死。"

第 230 条曰："少阴病，脉微细沉、但欲卧、汗出不烦、自欲吐，至五六日自利，复烦躁不得卧寐者，死。"

身体虚寒厥逆，衰败了，

用附子干姜炙甘草的四逆汤来温中祛寒，回阳救逆。

《伤寒论》第 323 条曰："少阴病，脉沉者，急温之，宜四逆汤。"

第 91 条曰："……救里宜四逆汤。

四逆汤方：甘草（二两，炙），干姜（一两半），附子（一枚，生用，去皮，破八片）。

上三味，以水三升，煮取一升二合，去滓，分温再服。强人可大附子一枚，干姜三两。"

因此，少阴病的常用方为："四逆汤、麻黄细辛附子汤、真武汤、四逆散、黄连阿胶汤、甘草桔梗汤"等。

如果"少阴病始得之，反发热，脉沉者……"即少阴病同时感受风寒，与"麻黄细辛附子汤"。

如果"身𥉂动，振振欲擗地者……""少阴病，二三日不已，至四五日，腹痛，小便不利，四肢沉重疼痛，自下利者，此为有水气。其人或咳，或小便利，或下利，或呕者……"即少阴病眩晕，寒湿，"真武汤"主之。

如果"少阴病，四逆，其人或咳、或悸、或小便不利、或腹中痛、或泄利下重者……"即虚衰导致阳郁了，手足厥逆者，"四逆散"主之。

如果"少阴病，得之二三日以上，心中烦、不得卧……"即少阴病心肾不交，心烦，失眠，"黄连阿胶汤"主之。

如果少阴病二三日，咽痛者，"可与甘草汤；不瘥，与桔梗汤"。

……

厥阴病的特点是"多杂"，寒热错杂。

有些会上热下寒，有些会寒多热少，有些会热多寒少，情况复杂。

"厥"，尽头也。

病到最后，正邪斗争的时候，

就会出现厥阴病提纲提到的"消渴，气上撞心，心中疼热，饥而不欲食，食则吐蛔，下之利不止"。

如果"厥反三日，复热四日。厥少热多者，其病当愈；四日至七日热不除者，必便脓血"。

如果"伤寒厥四日，热反三日，复厥五日，其病为进。寒多热少，阳气退，故为进也"。

因此，厥阴是阴气发展到最后的阶段。

寒热往来，厥不还者，"死"，

厥还，阴向阳转化者"愈"，

就是说，厥阴病，寒热往来，热多寒少者，病是在向好的发展，

如果寒多热少，阳气退，病就向差的方向走，就非常危险。

胡希恕先生提出厥阴和少阳一样都是半表半里，

少阳是阳病的半表半里，

厥阴是阴病的半表半里，

从少阳和厥阴都有正邪抗争、寒热错杂、寒热往来的特点来看，

胡希恕先生提出"厥阴为半表半里"的观点无不道理。

厥阴病的常用方是"乌梅丸"。

乌梅丸方：乌梅三百个、细辛六两、干姜十两、黄连一斤、当归四两、附子六两（炮）、蜀椒四两、桂枝六两、人参六两、黄柏六两。

上十味，异捣筛，合治之，以苦酒渍乌梅一宿，去核，蒸之五升米下，饭熟，捣成泥，和药令相得，内臼中，与蜜，杵二千下，丸如梧桐子大，先食饮，服十丸，日三服，稍加至二十丸。禁生冷、滑物、臭食等。

乌梅丸，寒热并用，

乌梅涩肠止痢，

桂、附、姜、辛、椒，温中散寒，

人参、当归，补气和血，

黄连、黄柏清热燥湿，

全方缓肝调中，清上温下。

……

除《伤寒论》六病外，妇人病也是常见病，

特别是血瘀、血虚、月经带下异常等，

临床中用"温经汤"加减化裁，亦可解决大部分问题。

《金匮要略·妇人杂病脉症并治》曰："妇人年五十所，病下利数十日不止。暮即发热，少腹里急，腹满，手掌烦热，唇口干燥，何也？师曰：此病属带下。何以故？曾经半产，瘀血在少腹不去。何以知之？其证唇口干燥，故知之。当以

温经汤主之""亦主妇人少腹寒，久不受胎，兼取崩中去血，或月水来过多，及至期不来。

温经汤方：吴茱萸三两，当归二两，芎䓖二两，芍药二两，人参二两，桂枝二两，阿胶二两，生姜二两，牡丹皮二两（去心），甘草二两，半夏半斤，麦门冬一升（去心）。

上十二味，以水一斗，煮取三升，分温三服。亦主妇人少腹寒，久不受胎，兼取崩中去血，或月水来过多，及至期不来。"

温经汤，温经散寒，养血祛瘀，

对不孕不育，月经不准时，月经有血块、崩漏、月经早来、月经晚来、月经量少等证候都有很好的治疗效果。

……

"复杂的事情简单作，简单的事情重复做"，

我个人认为，初学者把以上 28 个经方及其方证搞熟了，记住了，

基本上就可以解决大部分常见疾病了。

服桂枝汤，或下之，仍头项强痛，翕翕发热，无汗，心下满微痛，小便不利者，桂枝去桂加茯苓白术汤主之。（28）

——《伤寒论·辨太阳病脉证并治上》

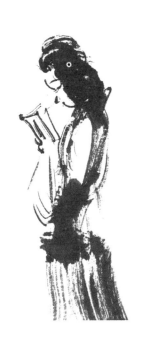

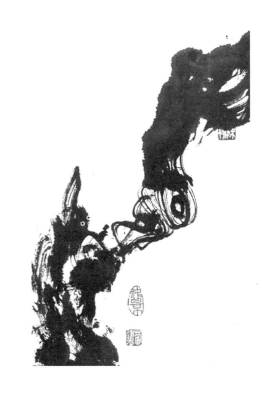

坐下后，

李医生拉开了背囊的拉链。

他拿出了一本《原剂量经方治验录》要和我探讨。

他问："经方组方科学严密，有些医家推崇原方原量使用，不做加减。陈老师你怎么看这个问题。你觉得经方是按原方原量用好，还是可以自由加减？"

初学仲景时，我也在深刻思考这个问题，

对剂量的不确定是因为中医界有很多不同的说法，

也有很多这方面的书籍。

我说："首先，我觉得'经方原方原量，还是可以自由加减'是根据临床需要来决定。临床中，如果病人只有仲景条文描述的单独证候，可以原方原量使用。如果还有兼证、并发症，那就可以合方使用。或加减化裁，无须拘泥。"

我家冰箱就经常冷冻存放着原方桂枝汤、葛根汤、小柴胡汤、麻黄杏仁甘草石膏汤的代煎汤剂，以备家人随时急用，

我随恩师杨宏志教授出诊，

发现他基本是根据自己临床经验灵活加减，

有时也见他按原方原剂量拟方，

印象深刻的一次，是有一次他为一名急性肝炎全身暗黄的"黑疸病"患者开了原方大剂量的茵陈蒿汤。

从《伤寒杂病论》可以看出，

仲景用方，是非常灵活加减化裁的，

如茵陈蒿汤证的郁热夹湿，若患者还有五苓散证的水湿泛滥或表证的，可用茵陈五苓散，即茵陈蒿汤的基础上，加上五苓散。

《金匮要略·黄疸病脉证并治》曰："黄疸病，茵陈五苓散主之。"

茵陈五苓散方：茵陈蒿末十分、五苓散五分。

在中医界，医圣张仲景传下来的方剂被尊称为经方，

仲景经方，加减化裁，

不得不提被后人称为"众方之祖"的桂枝汤，

《伤寒论》所有方剂里，很大部分是桂枝汤衍化而来，

或带有桂枝汤的影子。

如以下《伤寒论》桂枝汤的加减化裁。

第 14 条曰："太阳病，项背强几几，反汗出恶风者，桂枝加葛根汤主之。"

第 20 条曰："太阳病，发汗，遂漏不止，其人恶风，小便难，四肢微急，难以屈伸者，桂枝加附子汤主之。"

第 21 条曰："太阳病，下之后，脉促胸满者，桂枝去芍药汤主之。"

第 22 条曰："若微寒者，桂枝去芍药加附子汤主之。"

第 28 条曰："服桂枝汤，或下之，仍头项强痛，翕翕发热，无汗，心下满微痛，小便不利者，桂枝去桂加茯苓白术汤主之。"

……

意思是说。

桂枝汤证兼有"项背强几几"可以用"桂枝加葛根汤"。

桂枝汤证兼有"遂漏不止"可以用"桂枝加附子汤"。

桂枝汤证兼有"脉促胸满者"可以用"桂枝去芍药汤"。

"脉促胸满者"兼有"若微寒者"用"桂枝去芍药加附子汤"。

桂枝汤证兼有"心下满微痛，小便不利者"用"桂枝加茯苓白术汤"。

……

我也从包里拿出《伤寒杂病论》，

并翻到《金匮要略·痰饮咳嗽病脉证并治》，

这篇去痰饮，以茯苓剂为基础方的加减化裁，

把经方临床变化表现得淋漓尽致。

曰："心下有痰饮，胸胁支满，目眩，苓桂术甘汤主之。
苓桂术甘汤方：茯苓四两，桂枝三两，白术三两，甘草二两。
上四味，以水六升，煮取三升，分温三服，小便则利。"

意思是说，寒痰水饮，
可以在茯苓的基础上加白术，加桂枝甘草汤，
温阳化饮，健脾利湿。

曰："卒呕吐，心下痞，膈间有水，眩悸者，小半夏加茯苓汤主之。
小半夏加茯苓汤方：半夏一升，生姜半斤，茯苓三两（一法四两）。
上三味，以水七升，煮取一升五合，分温再服。"

意思是说，有呕吐、心下痞的，
是膈间有水，会头晕，
用茯苓加小半夏汤，
和胃止呕，引水下行。

曰："《外台》茯苓饮，治心胸中有停痰宿水，自吐出水后，心胸间虚气，满
不能食。消痰气，令能食。
茯苓饮方：茯苓、人参、白术各三两，枳实二两，橘皮二两半，生姜四两。
上六味，水六升，煮取一升八合，分温三服，如人行八九里进之。"

意思是说，如果心胸中有停痰宿水，
自吐水出后，心胸间虚气满，不能食的，
可以用茯苓人参白术祛湿健脾，
再加枳实橘皮汤，消痰气，令能食。

曰："与茯苓桂枝五味子甘草汤，治其气冲。
桂苓五味甘草汤方：茯苓四两，桂枝四两（去皮），甘草三两（炙），五味子
半升。

上四味，以水八升，煮取三升，去滓，分三温服。"

意思是说，误治导致气从小腹上冲，即发作奔豚。
可以用茯苓加桂枝甘草汤加五味子，
桂枝甘草汤通阳，
五味子和肺，
茯苓利水，降其冲逆。

曰："冲气即低，而反更咳，胸满者，用桂苓五味甘草汤去桂，加干姜、细辛，以治其咳满。
苓甘五味姜辛汤方：茯苓四两，甘草三两，干姜三两，细辛三两，五味半升。
上五味，以水八升，煮取三升，去滓，温服半升，日三服。"

意思是说，喝了桂苓五味甘草汤后，
奔豚气冲缓解了，
但因寒饮没有去掉，咳嗽反而严重了，胸满胸闷，
可以在桂苓五味甘草汤基础上，去桂，加干姜、细辛，
温肺化饮，治其咳满。

曰："咳满即止，而更复渴，冲气复发者，以细辛、干姜为热药也。服之当遂渴，而渴反止老，为支饮也。支饮者，法当冒，冒者必呕，呕者复内半夏，以去其水。
桂苓五味甘草去桂加干姜细辛半夏汤方：茯苓四两，甘草二两，细辛二两，干姜二两，五味子、半夏各半升。
上六味，以水八升，煮取三升，去滓，温服半升，日三服。"

意思是说，如果服用苓甘五味姜辛汤后还有呕吐症状，
应该在原方基础上加半夏泻水，
即桂苓五味甘草去桂加干姜细辛半夏汤。

曰："水去呕止，其人形肿者，加杏仁主之。其证应内麻黄，以其人逐痹，故不内之。若逆而内之者，必厥。所以然者，以其人血虚，麻黄发其阳故也。

苓甘五味加姜辛半夏杏仁汤方：茯苓四两，甘草三两，五味半升，干姜三两、细辛三两，半夏半升，杏仁半升（去皮尖）。

上七味，以水一斗，煮取三升，去滓，温服半升，日三服。"

意思是说，服了桂苓五味甘草去桂加干姜细辛半夏汤，不呕吐了，

但患者却有水肿，可在桂苓五味甘草去桂加姜辛夏汤基础上加杏仁，强肺利水，

宣肺本来应该用麻黄的，但患者经过那么多治疗，其血必虚，如再加麻黄就可能伤经动血，更伤津液，

所以用苓甘五味加姜辛半夏杏仁汤，去支饮，消水肿。

曰："若面热如醉，此为胃热上冲熏其面，加大黄以利之。

苓甘五味加姜辛半杏大黄汤方：茯苓四两，甘草三两，五味子半升，干姜三两、细辛三两，半夏半升，杏仁半升，大黄三两。

上八味，以水一斗，煮取三升，去滓，温服半升，日三服。"

意思是说，服苓甘五味加姜辛半夏杏仁汤后，

如果面色红得像醉酒一样，这是因为胃热上冲到面部的原因，

在原方的基础上加上大黄三两，

通利大便，泻胃热。

擅用加减化裁的前提是对原文的熟悉，

事实上，如以上桂枝汤和茯苓剂加减，

《伤寒杂病论》很多经方，张仲景已根据临床证候提前加减化裁组合好了，我们根据条文描述的证候直接使用即可。

尤其是初学者，对方药组合还不够熟悉，

临床中，只要方证对应，可直接应用，

经方是经过前人实验行之有效的，

无须拘泥。

太阳病，欲解时，从巳至未上。（9）

——《伤寒论·辨太阳病脉证并治上》

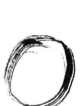

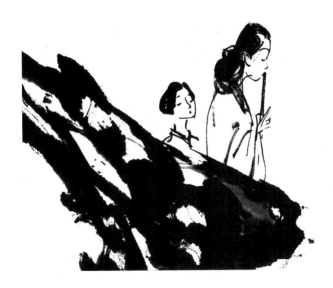

"五运六气与临床应用"学术会议，

在佛山某医院热闹举行。

一位医生以"《伤寒论》六经欲解时"为主题演讲，引起同道几人午餐时的激烈讨论，

也把我带进了仲景辨证的思考空间。

这位运气学派的主任医师在演讲中特别提出：

"六经欲解时是仲景六经辨证的抓手。是许多疑难杂症的关键点。是初学五运六气医者提高疗效的有力武器。"

她在运用五运六气来解读《伤寒论》"六经欲解时"，

以"六经欲解时"发生的时间的疾病来诊断和辨证开方。

比如，她会根据患者"早上8～9点钟疲倦，脉沉细弱，略浮"，

并参考"太阳病，欲解时，从巳至未上（即上午9点·～下午15点）。"

把患者辨证为太阳病，开出桂枝汤。

根据患者"夜间3点钟醒后难再入睡"，

并参考"少阳病，欲解时，从申至戌上（即凌晨3点～早上9点）。"

辨证为少阳病，开出小柴胡汤。

根据患者"每天夜间8点～9点开始手脚汗多"，

并参考"太阴病，欲解时，从亥至丑上（即晚上9点～凌晨3点）。"

辨证为太阴病，开出桂枝加芍药汤。

根据患者"凌晨3点～5点之间只可睡2小时"，

并参考"少阴病，欲解时，从子至寅上（即夜里 23 点～早上 5 点）。"
辨证为少阴病，开出黄连阿胶汤。

根据患者"下半夜咳嗽为主，饮热水后咳嗽缓解"，
并参考"厥阴病，欲解时，从丑至卯上（即凌晨 1 点～早上 7 点）。"
辨证为厥阴病，开出乌梅丸。
……

有医生一边吃饭一边提出质疑："以运气学说来解释'六经欲解时'。并用'欲解时'的时间来辨证六经病。这样的辨证方法确定正确吗？这是仲景'六经欲解时'的原本用意吗？"

另外一位医生提出，"六经欲解时"没有意义，也没有参考价值，
并认为，以五运六气解读《伤寒论》"六经欲解时"，并强加"六经欲解时"时间来辨证开方，有借仲景学说来证明运气学说正确性之嫌疑。
……

《伤寒论》里其实是没有"六经"之说的。
因此，条文也不是"六经欲解时"，而是"六病欲解时"。
第 9 条曰："太阳病，欲解时，从巳至未上。"
第 193 条曰："阳明病，欲解时，从申至戌上。"
第 272 条曰："少阳病，欲解时，从寅至辰上。"
第 275 条曰："太阴病，欲解时，从亥至丑上。"
第 291 条曰："少阴病，欲解时，从子至寅上。"
第 328 条曰："厥阴病，欲解时，从丑至卯上。"

《伤寒论》从头到尾确实没有"六经"二字，
更没有"太阳经""阳明经""少阳经""太阴经""少阴经""厥阴经"等字眼的描述，
"六经"是后人以经络来解读《伤寒论》六病的名字。

关于"六病欲解时"，
胡希恕先生认为是王叔和写进去的，

胡老说，哪怕是出自张仲景之手，也可能是根据《汤液经》抄下来的文字，

胡老认为，中医有个现象，什么事物都需要有个解释，或者要有个出处。

后人一般是以"五行，或者天干地支，或者运气学说，或者臆测，或者拿现象当本质"来强加解释，

就拿"太阳病，欲解时，从巳至未上"来说，

"从巳至未上"是早上9点到下午15点，是太阳最旺的时候，也是身体最热的时候。

但就是因为这个条文，后人把它解释为病好的时间，

先生质疑，难道太阳病一定在白天才会好吗，在夜里不会好吗？这是没有什么道理，

《伤寒论》"六病欲解时"的时间都是各经最旺的时候，

这应该属于臆测的。

除开"六经欲解时"，胡希恕先生还提到《伤寒论》第7条，"发于阳，七日愈；发于阴，六日愈。以阳数七、阴数六故也"。

后人对这个"六"和"七"也有很多猜想，

有些医家硬是把这七阳和六阴说成绝对的阴阳学说，

并以此理解"阳病七天会好，阴病六天会好"，

先生说这是没什么道理的。

先生认为，临床中，大部分的太阳病在六七日的时候是会变好，

但绝不是绝对的"发于阳，七日愈；发于阴，六日愈。以阳数七、阴数六故也。"

这些数字都是大概而以，

如果是风家，还会"表解而不了了者，十二日愈。"

这也是大概的数字，

因此，先生总结"六病欲解时"条文是古人把六经最旺盛的时间臆测为快好的时间。

就算大部分情况是这样，那也是"即将好时"，也不是完全痊愈，是一种猜测。

午餐结束时，几位医生统一了意见，

大家一致认为应回归仲景本源，不应抛弃仲景原本的辨证方法，

而去另辟蹊径。

伤寒，脉浮滑，此以表有热，里有寒，白虎汤主之。（176）

——《伤寒论·辨太阳病脉证并治下》

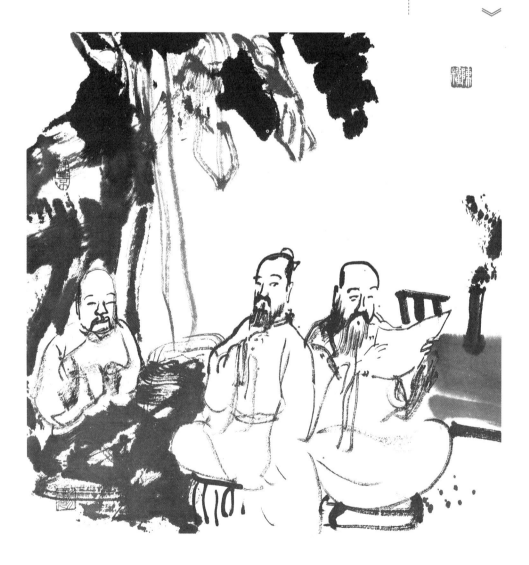

疫情持续一个多月了，诊所关门，
李医生一直居家学习。

他发来信息，说《伤寒论》第63条中"发汗后，不可更行桂枝汤。汗出而喘，无大热者，可与麻黄杏仁甘草石膏汤。"的"发汗后，不可更行桂枝汤"没法理解，

明明《伤寒论》第57条"伤寒发汗，已解。半日许复烦，脉浮数者，可更发汗，宜桂枝汤。"即太阳表证，如果发汗病好了，但后来可能又受到风寒，或者其他原因，不久又见脉浮数，就是说表证又出现了，这时候还是可以用桂枝汤。

但第63条却特别交代表证"发汗后，不可更行桂枝汤"，
这不是自相矛盾吗？

《伤寒杂病论》成书于东汉时期，
那时候以竹简手抄记录文字，
以绳依序编联，
如绳断简脱，竹简顺序就容易被打乱，成为"错简"。

另外，在后世传抄过程中，也容易抄错，
第63条，有可能是"错简"，或者在传抄过程抄错顺序。

我认为，第63条：发汗后，不可更行桂枝汤。汗出而喘，无大热者，可与麻黄杏仁甘草石膏汤。应该为："发汗后，汗出而喘，无大热者，不可更行桂枝汤，可与麻黄杏仁甘草石膏汤。这样更符合逻辑。

关于"错简"，中医界还曾出现过"错简重订学派"。

明清以后，有些医家认为世传本《伤寒论》有错简，

尤其是在明末清初，因妻儿七人皆伤寒而死、他本人以大病幸愈而复生、发愤钻研《伤寒论》的大医方有执先生，

他认为王叔和、成无己整理的《伤寒论》，有较多窜乱之处，对后世医家学习《伤寒论》造成误导，率先提出《伤寒论》错简之说，

故自明万历十年，方有执"笃志专此，锐力愤敏，涉苦万端"，

撰写《伤寒论条辨》，对伤寒论逐条考订、重新编次，并予以注释，以求合于仲景之原意。

方有执认为："伤寒应以六经为纲，六经应以太阳为纲，太阳篇应以风伤卫，寒伤营，风寒两伤营卫为纲。"

方有执学术思想对后世研究伤寒学术有很大的影响，

其后，喻昌、张璐、吴仪洛、程应旄、周扬俊、黄元御、章楠等医学家继承其学，形成《伤寒论》"错简重订学派"。

事实上，当你深入学习，熟悉条文后，

也会发现宋本《伤寒杂病论》有很多令人疑惑或自相矛盾的地方，

非常明显的错误地方，北宋"校正医书局"林亿、高保衡等人已做校注，

因此，在宋版《伤寒杂病论》原文我们可以看到"臣亿等谨按"一些内容。

如《伤寒论》第14条曰："太阳病，项背强几几，反汗出恶风者，桂枝加葛根汤主之。

桂枝加葛根汤方：葛根四两，麻黄三两（去节），芍药二两，生姜三两（切），甘草二两（炙），大枣十二枚（擘），桂枝二两（去皮）。

上七味，以水一斗，先煮麻黄、葛根，减二升，去上沫，内诸药，煮取三升，去滓。温服一升，覆取微似汗，不须啜粥，余如桂枝法将息及禁忌。"

臣亿等谨按："仲景本论，太阳中风自汗用桂枝，伤寒无汗用麻黄，今证云汗出恶风，而方中有麻黄，恐非本意也。第三卷有葛根汤证云无汗、恶风，正与此方同，是合用麻黄也。此云桂枝加葛根汤，恐是桂枝中但加葛根耳。"

又如《伤寒论》第 176 条曰："伤寒，脉浮滑，此以表有热，里有寒，白虎汤主之。

白虎汤方：知母（六两），石膏（一斤，碎），甘草（二两，炙），粳米（六合）。

此四味，以水一斗，煮米熟，汤成，去滓，温服一升，日三服。"

臣亿等谨按："前篇云，热结在里，表里俱热者，白虎汤主之。又云其表不解，不可与白虎汤。此云脉浮滑，表有热，里有寒者，必表里字差矣。又阳明一证云，脉浮迟，表热里寒，四逆汤主之。又少阴一证云：里寒外热，通脉四逆汤主之。此表里自差，明矣。《千金翼方》云白通汤非也。"

医家们出于尊重原文考虑，
对于古人传承下来的争议性文字内容，大多不会去随便修改，
就算有意见也是写作"按注"内容，
这种做法既保留了原文内容，也有后人的校注意见作为参考。

当下存世的仲景古本，
除开宋本《伤寒杂病论》，还有长沙古本、桂林古本、涪陵古本，
合称为四大古本《伤寒杂病论》。

在这四大古本中，桂林古本《伤寒杂病论》争议最大，
主要原因是很多医家认为此本太过完美，
桂林古本对历代医家存在争议之处均有改变和修正，
于是，有人认为桂林古本是后人综合历代医家之言所著之伪作。

然而，无论桂林古本是否真伪，
其对于学习和研究《伤寒杂病论》都有参考价值，
学习仲景路漫漫，过程中我们会碰到很多疑异，
对认为有问题的内容敢于反思，这样才会进步。

除《伤寒论》第 63 条有些矛盾让人难以理解外，
学习过程中，我还发现还有些其他条文也有类似问题，

我挑出以下几条，供大家参考探讨合参考。

第 34 条曰："太阳病，桂枝证，医反下之，利遂不止。脉促者，表未解也，喘而汗出者，葛根黄芩黄连汤主之。"

是否应为"太阳病，桂枝证，医反下之，利遂不止，喘而汗出者，葛根黄芩黄连汤主之。脉促者，表未解也"。

第 41 条曰："伤寒，心下有水气，咳而微喘，发热不渴，服汤已，渴者，此寒去欲解也，小青龙汤主之。"

是否应为"伤寒，心下有水气，咳而微喘，发热不渴，小青龙汤主之。服汤已，渴者，此寒去欲解也"。

第 217 条曰："汗出谵语者，以有燥屎在胃中，此为风也。须下者，过经乃可下之；下之若早，语言必乱，以表虚里实故也。下之愈，宜大承气汤。"

是否应为"汗出谵语者，以有燥屎在胃中，此为风也。须下者，过经乃可下之；下之愈，宜大承气汤。下之若早，语言必乱，以表虚里实故也"。

......

伤寒，若吐、若下后，心下逆满，气上冲胸，起则头眩、脉沉紧，发汗则动经，身为振振摇者，茯苓桂枝白术甘草汤主之。（67）

——《伤寒论·辨太阳病脉证并治中》

「六经」当为「六病」吗

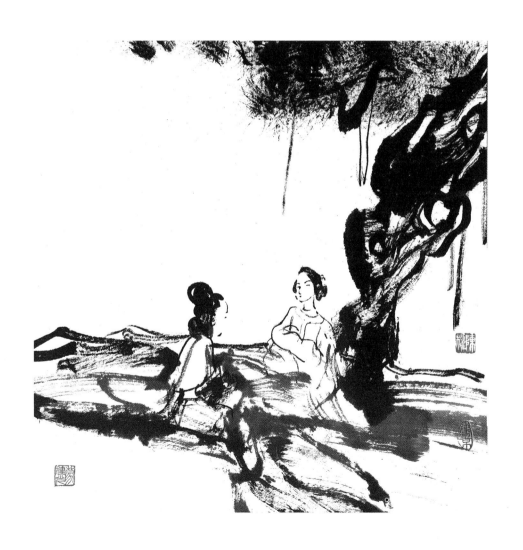

记得当初，初学仲景时，

我把《伤寒论》六条提纲打印了出来，插到透明手机壳背面上，以便随时学习。

学习中医，

我是从学习针灸开始的，

因此，也一直不忘学习经络，

为了记住我自认为"六经"相对应的经络，

我在每条提纲的后面括号都备注了经络名。

"太阳之为病，脉浮，头痛，项强，而恶寒。"（足太阳膀胱经）

"阳明之为病，胃家实是也。"（足阳明胃经）

"少阳之为病，口苦，咽干，目眩也。"（手少阳三焦经）

"太阴之为病，腹满而吐，食不下，自利益甚，时腹自痛。若下之，必胸下结硬。"（足太阴脾经）

"少阴之为病，脉微细，但欲寐也。"（手少阴心经）

"厥阴之为病，消渴，气上冲胸，饥不欲食，食则吐蛔，下之利不止。"（足厥阴肝经）

对经方颇有研究的广州市海珠区中医院副院长黎晋老师，

他看到我手机背面提纲文字附有经络名，

善意提醒我说，《伤寒论》"六病"和《内经》经络的"六经"不是一回事，不能混淆学习，会带来错误理解。

然而，自学中医以来，我所接触到的各种书籍和教材都是《伤寒论》"六经

辨证"之说，而不是"六病辨证"，

黎晋老师的提醒，引起了我对"六经辨证"之说产生了新的思考，

随着对《伤寒论》的熟悉和深入理解，

我对黎晋老师提醒的"六经不是经络"有了更深层的认识与追索。

纵观整部《伤寒论》原文，

没有任何地方有"六经辨证"之说，

应该是在某个时期，后人把"经络"和《伤寒论》"六病"联系到一起了。

我查询相关资料，发现第一个提出《伤寒论》六病为经络的六经的是北宋医家朱肱，

他在《活人书》里提出："太阳、阳明、少阳、太阴、少阴、厥阴之为病，是足三阴、足三阳经络为病，即足太阳膀胱经、足阳明胃经、足少阳胆经、足太阴脾经、足少阴肾经、足厥阴肝经。"

并以此六条经络的循行及生理特点来解释伤寒三阴三阳病证的发生、传变及转回机理，

特别是他提出的"治伤寒先须识经络，不识经络，触途冥行，不知邪气之所在。往往病在太阳，证是厥阴，乃和少阳，冷邪未除，真气受毙。"对后人影响巨大。

据有些医家分析，

朱肱是根据《素问·热论》六经病证结合《伤寒论》条文，

提出辨识六经为病的证候指征理论。

因为北宋当时朝廷大兴医学，

朱肱又是当朝医学博士，并于政和四年负责朝廷医药政令，

因此，他提出的"六经辨证"论述对后代产生了巨大的影响，

后来，明代医家张景岳、清代医家汪琥等亦从而和之，

并推广至手足十二经，影响至今。

尽管"六经辨证"之说影响深远，

还是有些医家提出质疑的，如方有执、柯韵伯、恽铁樵等名家，

胡希恕先生在他晚年《伤寒论》授课中也提到"六病"和《内经》的"六经"不能同日而论，不是一回事。

先生认为病位不外乎"表、里、半表半里"，
病性无外乎"阴证、阳证"，
除此之外，先生还提出表、里、半表半里三个病位上皆有阴阳两种不同属性，从而形成了《伤寒论》的三阴三阳"六病"之说，
而非《内经》的经络学说的"六经"之说。

"三部六病"学说创始人刘绍武教授和其传承人胡连玺教授在《新中医》1979 年第 4 期也发表了颇有影响力的《试论伤寒"六经"当为"六病"》论文，
指出以"六经"解"六病"属于误解，提出纠正。

刘绍武、胡连玺两位教授提出，
论述太阳、阳明、少阴、太阴、少阴、厥阴是"六经"还是"六病"的问题，应从《伤寒论》原文研究开始，
在现行赵开美本的 398 条中，
粗略统计：言"太阳病"者 55 条；言"阳明病"者 36 条；言"少阳病"者 1 条；言"太阴病"者 2 条；言"少阴病"者 41 条；言"厥阴病"者 2 条。共计 137 条。

而单高谈阔论"太阳""阳明""少阳""太阴""少阴""厥阴"者尚未统计在内，
涉及"经"字者只有 14 条，其中第 143、144、145 三条为经水之经，与"六经"之"经"无关，当除外，余仅得 10 条，
现对 10 条中"经"的含义讨论如次。

第 30 条曰："附子温经，亡阳故也……"
此条中之"温经"是说明附子的功用不是"六经"辨证之"经"。

第 67 条曰："伤寒，若吐、若下后，心下逆满，气上冲胸，起则头眩、脉沉紧，发汗则动经，身为振振摇者，茯苓桂枝白术甘草汤主之。"

此条中的"发汗则动经"是谓发汗而伤动经脉，其症即"身为振振摇"，

此"经"字虽为经脉之经，然此处为谈病理，非指病属何经。

第 124 条曰："太阳病，六七日，表证仍在，脉微而沉，反不结胸；其人发狂者，以热在下焦，少腹当硬满，小便自利者，下血乃愈。所以然者，以太阳随经瘀热在里故也。抵当汤主之。"

此条中之"经"指经络言，

是谈病理变化为表热通过经络而入于里，

但说明是通过足太阳膀胱经而入于其腑，观小便自利即可知，由"少腹当硬满"与"下血乃愈"说明热瘀在肠（参看 237 条），

从这一条亦可明显地看出太阳病不是指足太阳膀胱经病。

第 160 条曰："经脉动惕者，久而成痿。""经脉动惕"，或以为即 67 条之动经，或以为全身经脉跳动，惕惕不安。

前一解是谈病理，后一解是叙症状，但都不是说其病在哪一"经"。

以上四条中的"经"，

或谈药理，或讲病理，或叙病状，都不能作辨证之"经"的根据。

第 103 条曰："太阳病，过经十余日……"

第 105 条曰："伤寒十三日，过经，谵语者，以有热也，当以汤下之。"

第 217 条曰："汗出谵语者，以有燥屎在胃中，此为风也，须下者，过经乃可下之……"

此三条之"过经"均指太阳病已罢。然不称太阳经已过，或病已过太阳经，可知仲景对于辨证只称太阳病或太阳证，或称太阳，

第 217 条虽为阳明病，其"过经"仍指太阳病已罢，

对于其余五病不复见此词，故"过经"一语或为太阳病已罢之专用语，

以文义看，此"经"字只能作界限或范围来解，柯琴所说"仲景之六经是经界之经，而非经络之经"，大概即指此而言，

若推而广之于其余五病，"六经"只能作六种范围，即六类证候解，不能作六条经络解，

所以此四条亦难以作为"六经"立论之依据。

第 8 条曰："太阳病，头痛至七日以上自愈者，以行其经尽故也。若欲作再经者，针足阳明，使经不传则愈。"

第 114 条曰："太阳病，以火熏之，不得汗其人必躁，到经不解，必清血。名为火邪。"

第 384 条曰："伤寒，其脉微涩者，本是霍乱，今是伤寒，却四、五日，至阴经上，转入阴必利。本呕下利者，不可治也。欲似大便，而反失气，仍不利者，此属阳明也，便必硬，十三日愈，所以然者，经尽故也。下利后，当便硬，硬者能食者愈。今反不能食，到后经中，颇能食复过一经能食，过之一日当愈，不愈者，不属阳明也。"

以上三条所言之"经"最符合"六经"之"经"，但细释此三条难解之处甚多。

第 8 条之"行其经尽"，按《素问·热论》所说："七日巨阳病衰，头痛少愈"。此为按日传一经，六日传三阳三阴尽，故七日当愈。另一解谓"头痛"一症除太阳一经病外他证少见，故七日是太阳一经行尽之期，不是六经传受之日，"行其经尽"是行完了太阳本经。此两种说法就孰是孰非，故置不论，但都没有经络的含义，"经"只作为界限、范畴的意思。第 384 条："到后经中"的"经"，包含了第二周期的六个"经"，这种意思就更明显了。

第 114 条之"到经"，注家多遵成注以七日复太阳"到经"。第 8 条以七日为"经尽"。它们都是行了一个周期，而第 384 条却已行完了两个周期为经尽，此种妙义殊难明了，实际是无法明了的。以我五十多年来的大量临证，从来没有见过这种按"六经"顺序周而复始传变的情况。可以说这样的学说是经不起实践的检验的，这种不切实际的理论是难以作为解《伤寒论》的基础。

《伤寒论》第 5 条说："伤寒二三日，阳明、少阳证不见者，为不传也"；第 4 条说："脉若静者为不传"。仲景既已批判了这种日传一经的学说，不当复用此说，所以对于这样的条文完全可以怀疑其非仲景所作。

此三条之辨证仅拘于日数而略于脉证，这是不符合仲景"观其脉证，知犯何逆"的辨证精神的。

由于这三条本身存在这样多的问题，其所谈之"经"虽为"六经"之"经"，也难以作为"六经"立论之依据。

从以上分析可知，在《伤寒论》的原著中找不到"六经"立论的有力依据。相反地倒有 137 个条文在谈"病"，这些条文明白地指出为"太阳病""阳明病"……，况且各篇之标题就是称"病"而不作"经"。

刘绍武、胡连玺两位教授还认为，

六病的传变是错综复杂的，将传于何病乃取决于邪正双方及治疗之正误，并非一定要循着经络传于其腑，或传于其所属表里关系的经络或脏腑。

如太阳病误治后可转为葛根芩连汤证，亦可为桂枝人参汤证，还可为大陷胸汤证、诸泻心汤证、栀子汤证、白虎加人参汤证等等，为什么就不按照脏腑表里的关系来转化呢？所以有些医生认为证候在转化过程中，应当想到经络可能是病邪转变的途径。但是，不追究它的具体传变的途径并不影响对证候的认识。

如第 248 条曰："太阳病三日，发汗不解，蒸蒸发热者，属胃也"。只要认清其发热、汗出、不恶寒、反恶热、蒸蒸发热就是阳明病，至于通过哪几条途径，从来没有人追究过。

若认为太阳病的病邪在膀胱经，要传至胃经，它们之间并没有表里关系，则不知道通过哪种关系和什么顺序，

若按流注顺序，中间要经过肾、心包、三焦、胆、肝、肺、大肠七经，中间这些经为什么又不表现出症状来，或是另有别的途径？

经络的病理变化只是机体病理改变中的一个部分，而营、卫、气、血、津、液、皮、毛、筋、骨、肉都可能参与，怎么能只重经络而不及其余呢。何况经络亦非止六条，张景岳曾谓："伤寒传变，止言足经，不言手经，其义本出素问热论篇中，夫人之血气运行周身，流注不息，其传过手经而有不入者哉。"其已推广为十二经，何不为十二经辨证呢？依照其理，则其传过经而有不入者哉？十二经都受邪怎么能只谈六经呢？

由此，刘绍武教授认为，《伤寒论》的六病传变，不是六经的传变。

张仲景《伤寒杂病论》成书年代久远，又几经显晦，数为变易，

已非仲景旧貌，

其中又杂以他说，给学习带来很大困难。

另一方面，经过许多医家的注释，

虽然对学习提供了不少方便，但有一些玄学思想也掺了进来，

如，假借运气，附会岁露即是，

另外，以《黄帝内经》之六经学说解伤寒，也给学习增加了不少麻烦，

在此，特提出此问题，希望给予仲景学习者们更多思考和探讨。

阳明病，胁下硬满，不大便而呕，舌上白胎者，可与小柴胡汤。上焦得通，津液得下，胃气因和，身濈然汗出而解。（230）

——《伤寒论·辨阳明病脉证并治》

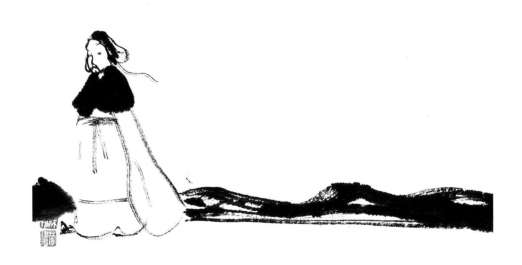

中国中医药出版社郭老师发来信息，

她在某文献资料看到"清代著名经方家陈修园认为整部《伤寒论》可以概括为'保胃气，存津液'六个字"的文章论述，郭老师认为陈修园的六字概括对解读《伤寒论》及解读仲景辨证思想很有启发，和我分享。

事实上，我也一直在思考可以简单概括和总结《伤寒论》辨证思想的表达，以帮助更多的人快速解读《伤寒论》。

我认为，清代乾隆时期的先师陈修园，在那个年代率先把《伤寒论》概括为"保胃气，存津液"六个字是非常前卫的，

这六个字一定程度上概括了仲景治病的学术思想，

但我又觉得仅仅靠"保胃气，存津液"六个字来概括《伤寒论》不够全面，尽管到目前为止我还没有想出更好的表达方式。

然而，如果用仲景其中一段条文来概括和总结《伤寒论》证治的指导思想，我认为那就是《伤寒论》第230条："上焦得通，津液得下，胃气因和，身濈然汗出而解。"

临床也证明，上焦的心肺、皮肤腠理、各种大小血管及津液水道通畅了，收放自如，运行正常了，身体上的津液就会顺利流通，糟粕及大小便也可以通畅无阻地排出。

而且，津液正常流通了，即"得下"了，就不会发生小便不利、结胸、痞、奔豚等病症，

上焦得通，津液得下，需要少阳半表半里和中焦脾胃功能正常，

如果"胃气不和"，就会上焦不通，津液不得下，

上焦得通了，津液得下了，胃气也运作正常了，太阳中风时，汗才会顺利流

出，病邪才能"汗出而解"，

由此，我常把人体比作上下有口的压力容器，

或者比作上有出气孔和下有出水孔的茶壶来解读人体代谢运行，

以解读《伤寒论》治病的方法和思路。

《伤寒论》第 15 条曰："太阳病，下之后，其气上冲者，可与桂枝汤，方用前法。若不上冲者，不得与之。"

意思是说，毛孔紧闭、"上焦不通"的太阳病应该用汗法的，但医生却用了下法，

因为没有用汗法发汗，所以皮肤腠理的毛细孔还是紧闭的，

也就是说茶壶上面的出气孔是"上焦不通"的，这时候你用下法，就会产生有气往上冲的物理现象，

这时候还应该用桂枝汤继续发汗，把皮肤腠理打开，即"上焦得通"，津液才可以顺利得下，就不会有气上冲的压力现象发生。

桂枝汤其实是鼓舞胃气的药，

桂枝、生姜振奋脾胃，甘草、大枣健脾，加上芍药补充津液，既能益气补中，又能滋脾生津，五味药相须为用，达到调和营卫，健胃而解肢的"上焦得通，津液得下，胃气因和，身濈然汗出而解"治疗效果。

然而，如果"上焦得通"了，皮肤腠理也正常出汗了，但是下焦却堵住了，因而"津液不得下"，病邪也会因"津液不得下"太阳寒水邪气不能完全排出体外而病邪不解，这时候就应该想到利尿的治疗方法，让"津液得下"而病解。

如《伤寒论》第 71 条曰："太阳病，发汗后，大汗出、胃中干、烦躁不得眠，欲得饮水者，少少与饮之，令胃气和则愈。若脉浮、小便不利、微热、消渴者，五苓散主之。

五苓散方：猪苓十八铢（去皮），泽泻一两六铢，白术十八铢，茯苓十八铢，桂枝半两（去皮）。

上五味，捣为散，以白饮和服方寸匕，日三服。多饮暖水，汗出愈，如法将息。"

也就是说太阳病，如果是因为发汗后，导致"胃气不和"，即"胃中干、烦躁不得眠，欲得饮水者"，就先少少的慢慢喝点水，让津液慢慢地补充回来，如果津液回头了，胃气运化正常了，那病邪可能也会因此而解。

用了汗法，汗也出了，但切脉，脉还是浮的，且小便不利，还有点发热，口渴。"小便不利"就是"津液不得下"，这时候应该用五苓散利尿的方法，下焦的津液得下了，邪气也会被排出体外，物理的原理，因为下焦通畅，上焦的皮肤腠理也会通畅自如，从而达到"上焦得通，津液得下，胃气因和，身濈然汗出而解"的理想治疗结果。

临床中，很多医家面对太阳病时，只想到汗剂的桂枝汤、麻黄汤或者葛根汤，很少想到利尿法的五苓散，

所以，问诊时，应该多问一句患者小便情况，如果太阳病的同时伴有小便少，或者小便难，这时候就可以想到利尿的方法了。

不是所有的病都会只出现在身体上下或表里，

很多时候，身体的异常是出现在正邪交争的半表半里、或半上半下，病邪出现在半表半里或半上半下就会导致"胃气不和"，也会导致"上焦不得通，津液不得下，不得汗出而解"，

这时候需要根据临床应变，

是痞证的用泻心汤，是结胸的用陷胸汤，中焦虚寒的用理中丸，病属少阳半表半里的用柴胡汤。

《伤寒论》第96条曰："伤寒五六日中风，往来寒热，胸胁苦满、嘿嘿不欲饮食、心烦喜呕，或胸中烦而不呕，或渴，或腹中痛，或胁下痞硬、心下悸、小便不利，或不渴、身有微热，或咳者，小柴胡汤主之。

小柴胡汤方：柴胡半斤，黄芩、人参、甘草（炙）、生姜（切）各三两，大枣十二枚（擘），半夏半升（洗）。

上七味，以水一斗二升，煮取六升，去滓，再煎取三升，温服一升，日三服。"

意思是说，太阳病没有及时治好，过几天病邪就会往里走，进入半表半里，半表半里是脏腑连接的地方，也是中焦水道枢纽的地方，也是"胃气因和"的

"胃"的地方，病在半表半里就会正邪交争，就会"嘿嘿不欲饮食、心烦喜呕，或胸中烦而不呕，或渴，或腹中痛，或胁下痞硬，或心下悸、小便不利，或不渴、身有微热，或咳者"，用小柴胡汤和解，打通三焦水道，"胃气因和"后，就会"上焦得通，津液得下，身濈然汗出而解"。

关于小柴胡汤，《伤寒论》第97条曰："血弱、气尽，腠理开，邪气因入，与正气相抟，结于胁下。正邪分争，往来寒热，休作有时，嘿嘿不欲饮食，藏腑相连，其痛必下，邪高痛下，故使呕也，小柴胡汤主之。服柴胡汤已，渴者属阳明，以法治之。"

意思是说，人体气血弱，"邪之所凑，其气必虚"，皮肤腠理开，风寒之邪就会容易通过皮肤腠理进入身体，

进入半表半里后，正气相搏，结于半表半里胁下，

正邪抗争的时候，就会往来寒热，休作有时，嘿嘿不欲饮食，

因为半表半里是脏腑相连的地方，病邪是由外往里侵袭的，所以疼痛也向里，即"其痛必下，邪高痛下"，

半表半里的胶着也导致"胃气不和"而呕，即"故使呕也"，

用小柴胡汤和解，打通上下水道，使"上焦得通，津液得下，胃气因和，身濈然汗出而解。"

如果小柴胡汤服用后，半表半里和解通畅了，但因汗出导致津液缺失而致阳明腑实的阳明病，或其他疾病，再辨证"以法治之"。

……

我认为，只要你理解《伤寒论》第58条"凡病，若发汗，若吐，若下，若亡血，亡津液。阴阳自和者，必自愈"的"阴阳自和者，必自愈"了，

就可以理解《伤寒论》第337条"凡厥者，阴阳气不相顺接，便为厥。厥者，手足逆冷者是也"的"阴阳气不相顺接，便为厥"了。

这也是对"上焦得通，津液得下，胃气因和，身濈然汗出而解。"最好的诠释，对解读《伤寒论》证治指导思想最好的诠释。

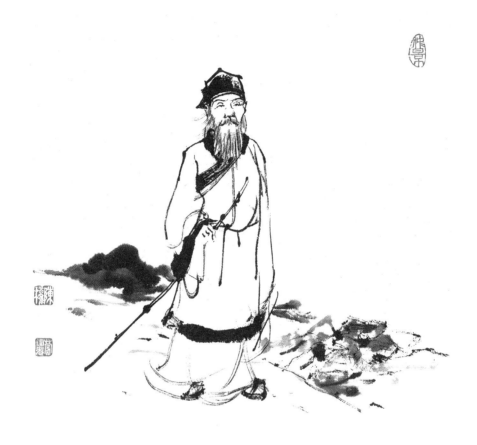

　　孔子云：生而知之者上。学则亚之。多闻博
识，知之次也。余宿尚方术，请事斯语。

　　　　　　　　　　　——《伤寒论》序

/ 杨宏志教授跋

工作之余，他不是在学习，就一定是在学习的路上。

没有院校课程的束缚，不受学派的干扰，专攻《伤寒杂病论》，善思笃行。

临床中擅以仲景条文描述的病位病性、症状和脉象，综合辨证用方用药。

在仲景学术方面，陈权后来居上，比当下很多医家已略胜一筹。

陈权有异于常人的悟性，他把人体简单比作压力容器，或是比作带有透气孔的茶壶，以压力容器或茶壶里的水、气、津液的流通、瘀堵、压强等物理原理，来诠释人体三焦水道运行所反映出的身体症状。

在我众多学生弟子里，陈权绝对是自学中医的成功例子。

当初，他走纯中医经典学习路线，放下院校教材，专攻以临床为主要的《伤寒杂病论》，现在看来这个决定是非常正确的。

学医救人，利人利己，希望陈权保持学术激情，溯本求源，继续研究和推广中医，弘扬仲景学说，裨益众人，以此为跋。

杨宏志

2023 年 4 月 1 日

中山大学附属第三医院